# 打開心門的力量

## ——香氣抓周

### 30支精油的療癒旅程

孫宜嫻 著

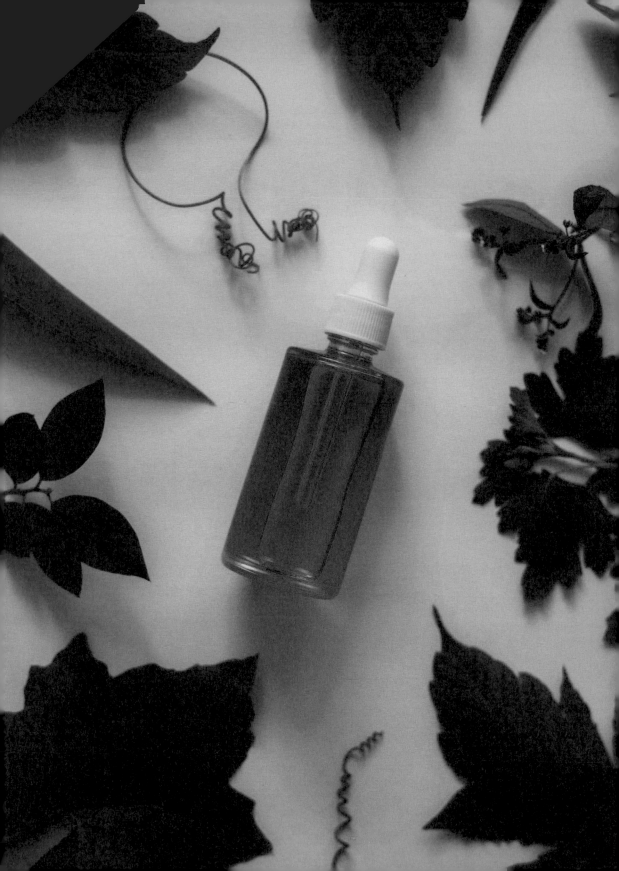

# 目次

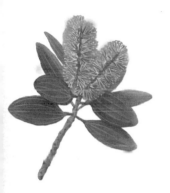

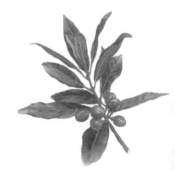

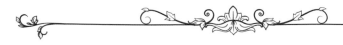

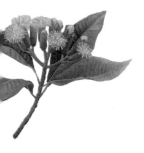

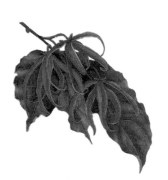

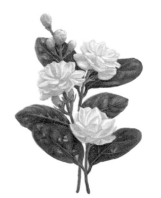

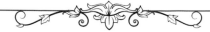

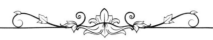

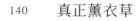

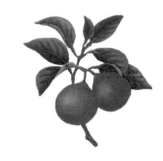

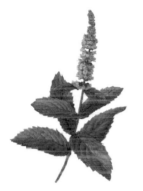

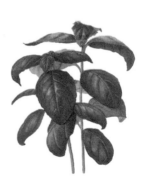

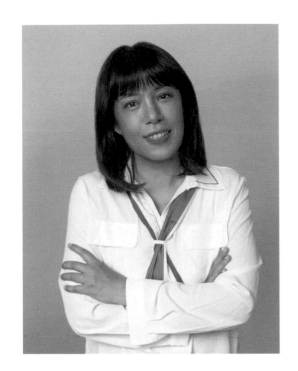

　　接觸芳香療法這 18 年來，說實話，我有很長一段時間一直很排斥香氣抓周。

　　老師上課的解說方式給我太文藝、空靈的感覺，似是而非，身為醫護背景的我，總覺得自己是麻瓜，實在難以接受無法實證又不落地的解答方式。

　　一直到我閱讀到王唯工教授在《氣的樂章》所運用的物理學術語──「共振」。這句話開拓了我的新視野，深深地打動了我！

　　我於是開始大量閱讀相關的物理文章與名詞，包括「同頻率共振」──與自己擁有相同頻率產生連結共鳴；「吸引力法則」──吸引具有類似思想的人，同時又被對方吸引，是一個相互吸引的過程；「共時性」──看似巧合，或具有個人意義和特殊重要性之事。在沒有任何可辨識的原因下，覺察到兩個或以上的物體、事件或人之間有一種連結。

因為理解這些知識後，我開始對香氣抓周有了不同的思維。我決定打破成見，讓自己如海綿般重新吸收、學習，重新認知、領悟香氣抓周的意涵，以這樣的信念不斷地嘗試、運用在個案。

當個案數量累積到一定數量時，經常聽到個案反饋：「天啊！你怎麼能看到我的內心深處？你是怎能解說到我的心坎裡？」這讓我意識到植物與精油遠比我想像中還要不可思議。於是我開始更細緻地去歸納、分析、分類，發現了一個非常有趣的現象。

當我們越是對植物精油生長的環境、背景、習性、生理作用、氣味、或者是相關寓意、典故瞭解得越多，就越能去剖析出個案當下的煩惱、迷茫或連他自己也搞不清楚的困擾。

當然，我也會運用在自己身上，尤其當我處於迷惘、困惱或心情低潮，需要引導時，我也會抓周，看與我共振的精油可以給我什麼啟發。

身處現代的我們雖然生活便捷，周遭的朋友卻常說壓力山大，其實也不知道自己需要什麼，總覺得心靈匱乏、身體疲憊。這些匱乏與疲倦長期下來不斷累積，最後藉由身體或情緒反應出來。

一個人的情緒有許多面向，情緒面向則會透過身體的症狀呈現出來。當你讀懂這些訊號後，就會知道症狀背後其實躲著妳的需求，但太多人卻累到連自己需要什麼也無從感受，以至於身心症狀頻頻。

我發現，香氣抓周是一套極為好用的工具，可以快速藉由精油覺察探索自己內心。因此這幾年來，我開始用香氣抓周來探索自己、瞭解自己、認識自己，深深發現，我很容易在第一時間就能覺察自己身體及情緒的變化，可以快速地調整狀態，安穩地享受和活在當下，減少被情緒主宰的情況。

但過去在解釋抓周結果時，往往需要仰賴資深芳療師的個人經驗、甚至直覺。當無跡可尋，技巧就難以傳承，對於初學者、天線不夠敏銳卻感興趣的人，更是難上加難。我因此萌生此念，想要將累積了數千個案的經驗與想法，好好地整理出一套有規則可循的方法。

我深切希望，這麼實用又方便的香氣抓周，能讓初學者用來快速地瞭解自己，覺察自己的感受、情緒、情感與此時此刻內心的狀態，更加認識自己、理解自己真正的需要，並為自己做出更好的決定。

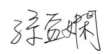

# 精油奇遇記

吳財秀（中醫師，台灣中華中醫經方醫學會創會理事長）

　　幾十年前，我就對精油芳香療法產生極大的興趣，也曾研讀相關書籍，但就是不敢踏出實際操作的第一步，除了精油種類令人眼花撩亂無可適從，也不知該如何分辨真假，更缺乏高人指導。

　　新冠疫情肆虐全球三年，全世界瞬間陷入停擺的狀況，無可倖免中華經方醫學會停辦了講座，身為首席講師的我同時也得到暫時喘息的機會。在某個機緣之下，我向一位具有芳療師證照的患者請教如何使用精油，有哪些入門或經典必讀書籍可以閱讀，她於是推薦了孫宜嫻老師給我。當時我直覺這位孫老師應該可以幫我打開精油芳療世界的大門，最後證明我的直覺是正確的，孫老師也願意收我為徒，入室弟子的那種。

　　當我對芳香療法了解越深，不禁覺得芳療的基本概念根本就跟中醫的理論一致！精油是要經過調配的，單支精油雖有單支精油的特色與特殊療效，但經過複方的精油，效果卻會更為廣泛與神奇。

　　孫老師利用原本的精油化學結構理論，融和了中醫經絡臟腑學說與方劑學君臣佐使的組方形式，將三種理論緊密結合，創造出不少用之有效的「驗方」來調和精油。

孫老師在精油芳療界潛心鑽研數十年，不斷吸收各方知識為她所用，造就大師級的實力。作為一個頂級芳療師，使其屹立不搖的資糧是臨床累積的一兩萬例寶貴經驗。在孫老師無私的教導之下，加上不斷的臨床實驗，讓我領悟到精油的無限可能性，不管在疾病的解除、身體健康的保健、心靈困惑在芳香療法的操作，都讓人獲得解脫。

　　如今老師的大作即將上架，雖說市售書籍也有不少有關精油抓周的論述，但本書鉅細靡遺介紹 30 支精油在三個階段所呈現出的不同觀點與其特性，最後達到「理想與實現」的要求，這是需要多麼厚實的底蘊，加上實際操作千百萬回總結出來寶貴經驗，因此可以為普羅大眾指出一條明確的道路，最終獲得身心靈的慰藉與健康。

　　此外，孫老師堅持不用「牌卡」來抓周。起初我認為不用牌卡會讓許多人望而卻步，降低購買本書閱讀的意願，但孫老師提出實體精油更能與人互動，實體精油與人所產生的共振是不可言喻的。

　　祈望本書能帶給大家健康的身心靈，也讓想從事或研究精油芳療工作的人有滿滿的收穫。現在就讓你我讓進入神奇的精油奇遇記吧！

# 透過洞悉，癒見真實的自己

**吳宙姈**（台灣香氣行者照護學會理事長）

　　宜嫻是香砌學堂的創辦人，也是我香氣行者芳香照護學會的教育總監。曾經是白衣天使的她總是認真踏實看待每一件人事物，即使她目前所從事的是芳香療法教育工作，仍不忘照護療癒的本質。從她創立芳療認證教育申請時，對於每個專業的細項都仔細研究，只因她想將芳香療法應用於生活照護上。

　　在一起共事的這幾年中，宜嫻一直是個理性思考者，因為這樣的理性，在辦理活動及教學時帶來了安定與平衡的節奏，無論學理與實務都做到鉅細靡遺，以十分認真的態度面對。宜嫻常說她自己是科學腦，在處理很多人事物時都是很用很科學的方式，尤其在面對教學及芳療的照護應用，如同岩蘭草一般扎根扎地的與這世界連結，不虛幻不飄渺，僅是如實的呈現。

　　如今她以多年的教學實務累積完成《打開心門的力量——香氣抓周：30支精油的療癒旅程》這本書，有別於坊間各式教學書籍，真切地從生理與心理的各面向去解析探討，重新詮釋身心兩者間的微妙關係。

在生活壓力極大的當下，產生的矛盾衝突、恐懼、壓抑等負面情緒都會對我們身心健康造成影響。世間的萬事萬物，不論是山川大地、環境中的任何事物與現象、我們的身體、思想、心理反應⋯⋯都是在不斷的變動之中，要如何察覺觀照，需要一把心門之鑰，洞悉真實的內在。

　　這本書就是這樣一本引導你自我學習、探索、運用的工具書。對於初體驗的芳香學習者提供了非常好的基礎概念，對處於一知半解的芳香同好則可給予正確引導深入探索，對追求生命靈性的道路者，更能開創不同的新觀點與視野。

　　我們每個人都需要打開心門的那股力量，走向深處的幽徑探尋著，沿途中也許是山明水秀鳥語花香又或是充滿荊棘坎坷。赫然發現原來心靈深處是那樣貼近自然、那樣的真——這就是真實的我吧！尋覓已久的自己！

# 在芳療的美好旅程療癒自己

張智棻（諮商心理師 / 美國 NAHA 芳療師）

宜嫻老師熱愛花草植物以及精油成癡，在我寫這篇推薦文時，她正在前往南法和科西嘉島的路上去探訪薰衣草以及永久花，追植物追到產地真的是職人才有的精神啊！

但如果你以為這樣對花草沉迷的人寫出來的精油書會很生硬，那就真的是大錯特錯了。宜嫻老師將她對每株植物的熱愛化為一篇篇香氣故事，讓讀者對於植物的認識更立體全面，有助於貼近香氣抓周時植物的生理、心理意涵以及歷史脈絡。

宜嫻老師具有紮實的護理背景，對人的貼近以及敏銳由內而外散發渾然天成。一般在上精油課時，學員總是會對於易混餚的植物感到困惑，像是在讀德國洋甘菊時，心中不免好奇德國洋甘菊和羅馬洋甘菊的差別是什麼；讀到鼠尾草就不免好奇這跟拿來焚燒淨化的白鼠尾草有什麼不同。宜嫻老師宛若預先聽到了讀者心中的疑問，當心中出現這樣的困惑時，緊接著就能在書中看見相似的兩株植物的比較，實在是太貼心了！

讀著宜嫻老師運用精油陪伴個案的故事，更是一種享

受。感覺到宜嫻老師的細膩、耐心以及對個案溫柔的好奇，透過精油抓周陪伴個案「玩」精油，不急著標定問題，而是引領個案對香氣感到好奇，再讓精油氣味一步步融化強硬的內心，讓個案在不知不覺中更靠近自己，看到自身的需求和改變。每次讀完一篇案例分享，都讓人也忍不住拿出該支精油嗅吸、按摩，感受精油帶給自己的能量，也感覺到宜嫻老師透過《打開心門的力量——香氣抓周：30支精油的療癒旅程》傳遞出的滿滿療癒力。

很高興宜嫻老師願意將這幾年實際運用精油和個案工作的案例集結成書，讓對於植物精油、精油抓周有興趣的讀者都能因此受惠，在芳療和精油的美好旅程中都能療癒自己，長出自己的力量。

**溫嵐**（歌手，美國 NAHA 芳療師）

第一次上宜嫻老師的課，就被她的幽默以及生動的教課方式吸引，原來上課可以這麼的輕鬆呀！老師對每一位學員的提問皆非常認真的回答，她就像一位魔法師也像心靈導師，能夠從一支精油看出人的性格以及現在的心理狀態。最神奇的是，她可以用精油來找出你現在的問題，紓解你的情緒，調整你的思路模式，讓你用很正面的態度去解決問題。精油就是這麼神奇。

我的工作得到處奔波，有時候壓力大、精神不濟，老師就會教我如何調配精油讓自己放鬆，在舞台上表演時才能更專心、更能釋放魅力。如果你也想成為紓解情緒心理的魔法師，這本書絕對是你最好的「魔法寶典」！

**朱雀敦**（催眠講師，亞洲 NGH 催眠協會理事長）

《打開心門的力量 —— 香氣抓周》是一本讓我們走入精油奇妙世界的好書，充滿了香氣和療癒的氛圍，隨著精油抓周導引，展現出個案和宇宙同頻共振後的自覺，在孫老師的諮詢和開導下，提供個案自癒能量。每一頁的芬芳感動，每一行的身心靈關懷，都調動著我們的五感平衡，有如導航系統，引領著讀者走向健康和幸福的方向。

這本書也是絕佳的學習工具，讓我們更深入地了解精油的功效和使用方法。它是我們的良師益友，陪伴我們探索精油的秘密，解答我們的疑惑。

無論是對於新手還是熟練的使用者，本書都是一個寶貴的資源，讓我們更加自信地運用精油，並在精油世界中找到平衡與和諧，享受其帶來的益處。

**陳玉婷**（新光醫院新寧病房社工師）

這是一本既實用又迷人的工具書！不但揭開精油抓周的神祕面紗，也讓實務工作者得以在助人過程中，藉由精油作為媒介及輔助工具，來評估個案當下或近期的狀態；淺顯易懂的說明，讓使用者可以快速理解並抓到重點。社會工作若能夠如此結合香氣，將為專業關係增添了不少柔和與放鬆。

**陳曉蓉**（護理講師，長庚科技大學護理系資深講師）

認識宜嫻已然約 30 年，她一直以來都是一個認真負責、理性、實事求是的人。

當她接觸芳香療法後，毅然決然辭去護理工作，全心

全意投入芳療領域；為了確保精油的品質，她還親自飛往產地確認，做任何事都親力親為；每次邀請她到學校來為學生上課，她都不辭辛勞，一個一個為學生親自示範教導。

宜嫻上課時，時而幽默風趣、時而展現專業，態度誠懇又溫柔深受同學喜愛。同學喜歡在芳療課程中聽宜嫻老師分析香氣心理，私下都會討論，怎麼有辦法那麼切中最近的狀況呀？大家甚至都會要求剩下週次的課程都由宜嫻老師來上，因為老師所教的內容非常的實用，都可以用在自己和家人身上。

宜嫻在芳療領域的造詣，已經可以深入淺出，讓大家潛移默化地運用在日常生活中。極力推薦大家一定要好好的閱讀這本書，會讓你在生活中更了解自己。

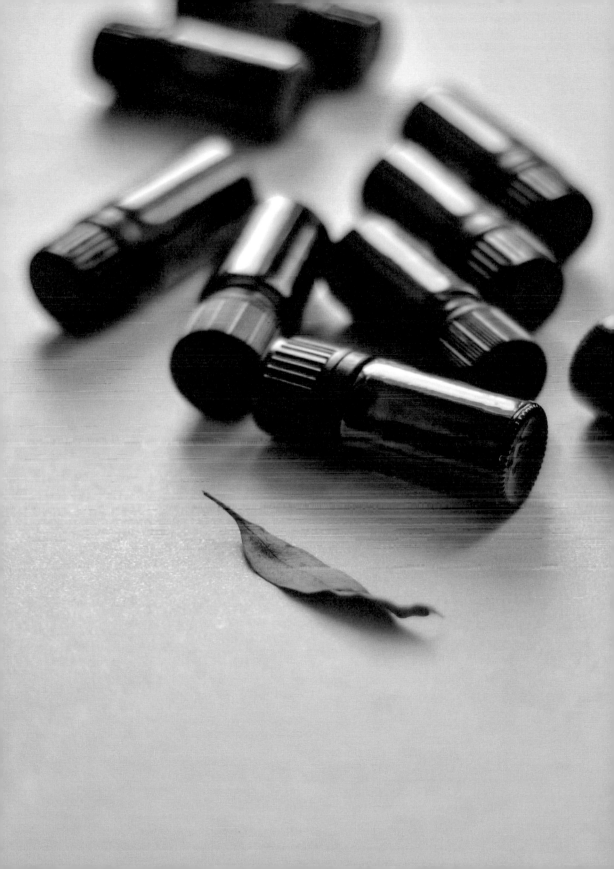

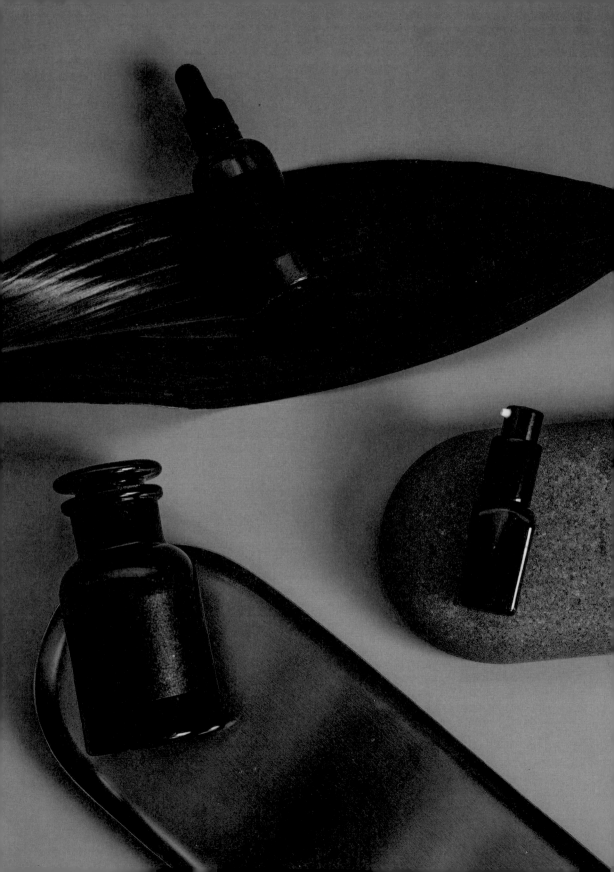

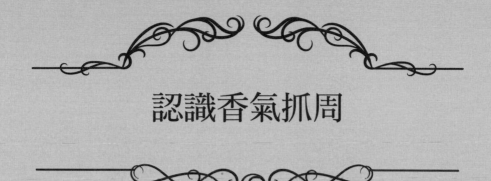

認識香氣抓周

# 什麼是香氣抓周？

常有人會把香氣抓周視為是一種占卜或算命。

我認為你可以把它當成一種諮詢評估工具，透過與潛意識的對話，瞭解自己或他人；或者是一種大自然給與我們滋養能量的陪伴與轉換；你也可以將之解讀成，一個能讓你更加了解自己，找到身心安穩舒服平衡點的小遊戲。

每一種歷經歷史驗證、為人類代代沿用的芳香植物都有其特殊的屬性。植物生長環境不同，植物的行為表現也會受影響，結構成分也會有些差異。現代的化學成分分析能幫助到我們了解其中一部分的奧妙，但，有更多的天然有效成分，還在等待人類克服科技上的瓶頸，給予我們更多的解密。

若從人類歷史的軌跡來探究，這些寓意，無非是人們察覺了現存科技無從解讀，卻實際存在的自然規律後，善加運用加以傳襲的智慧結晶。

又或許，我們可以從物理的角度來理解，會更方便些。

在抓周的過程中，我們可以藉由頻率共振態的特性，找尋到最契合當前需求的精油頻率。

舉個例子來說，每個人在陌生的環境當中會有所謂的心理安全社交距離。這個安全的距離就是一個互不干擾的安全頻率範圍——每個人大約半個手臂，約 30 公分。兩個半手臂的長度，恰好是我們感到舒適安全的距離。

　　在正常的狀況下，我們會自然地與陌生人保持約 60 公分的距離範圍。這個時候如果有人突破藩籬，兩人會形成相互的能量頻率震盪，震盪的結果可能是因此而變得更加親近，或是選擇離得更遠。更加親近會成為朋友，離得更遠可能是道不同不相為謀。

　　所有的天然物質都會發散出各自獨特的能量振動頻率（Nature frequency）。

　　當我們身上的振頻與其它自然頻率對應到的時候，會產生共振現象（Resonance）。共振的定義是兩個具有相同振動頻率的物體，當物體發生振動時，會引起另外一個物體產生振動的現象。即使是一個微小的振動，最後也可能因為共振效果而形成大幅度的擺動，這種狀態稱為共振頻率（Resonance frequency）。處於共振頻率的振動時，會發生甚麼事情呢？

　　生物物理學博士王唯工先生在《氣的樂章》這本書給了我們很好的啟示：共振現象是會隨著交流而產生變化的。同頻率者會加大共振，不同者達到平衡或是從此相互背離。這正好給了我們很好的應用方向。

　　人們常說：同氣相求，物以類聚。相同波長頻率會互相吸引而

成為摯友，頻率不同的人，即使距離再近，也沒有「共鳴」，說的就是這個道理。而且是距離越靠近，結果越明顯。

　　而我們抓周的主角 —— 精油，是植物從陽光、空氣、水、土壤裡所孕育出來經過萃取得到的精華物質。頻率與頻率之間可以互相吸引，擁有人所需要的能量與滋養，結構細緻的精油能自然地和身體產生良好的頻率共振，我們藉由植物精油所展現出來的行為特性，來與人的個性、行為、情感及情緒模式相對應。這也說明為什麼某些時候植物的生命，特別能跟你當下的生命狀態相呼應，也說明了為什麼在抓周的過程當中，當我們的手置放在一堆目標物摸索的時候，會自然地抽取最適合自己狀態的精油 —— 為什麼你會抽到那瓶精油，為什麼它可以道出你現在的心情。

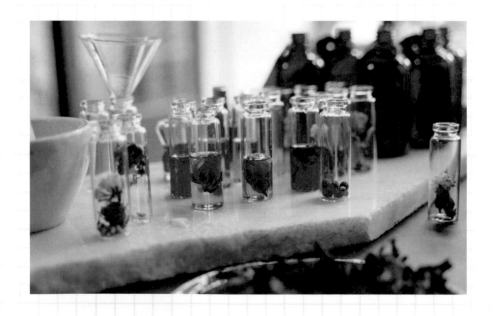

# 香氣抓周起手式

### 🦅 精油抓周需要準備哪些材料呢？

請先找出 15 或 30 支具代表性的天然精油後，將精油置入一個不透明的囊袋中，然後任意隨機地翻動。

### 🦅 需不需要什麼特別的儀式呢？

在抓周之前，並不會去詢問當事人想要問什麼問題，也沒有任何的忌諱，只要先深呼吸幾次，慢慢沉澱靜下心來。當靜下心時，內心的困惱或問題就會慢慢浮上來，就可以抓周了，不需要任何的特別儀式。當然，如果受測者希望有任何儀式化行為如禱告、點蠟燭、洗手，只要保持內心寧靜，是沒有任何問題的。

### 🦅 如何操作呢？

接下來，請受測者在眼睛不看內容物的狀態下，伸出左手置入囊袋中，在袋子中稍作停留與精油產生好的連結，然後每次抽取一支精油，連抽三回，先後總共抽出三支精油，並紀錄前後順序。前後順序是有關連的切莫混淆了。

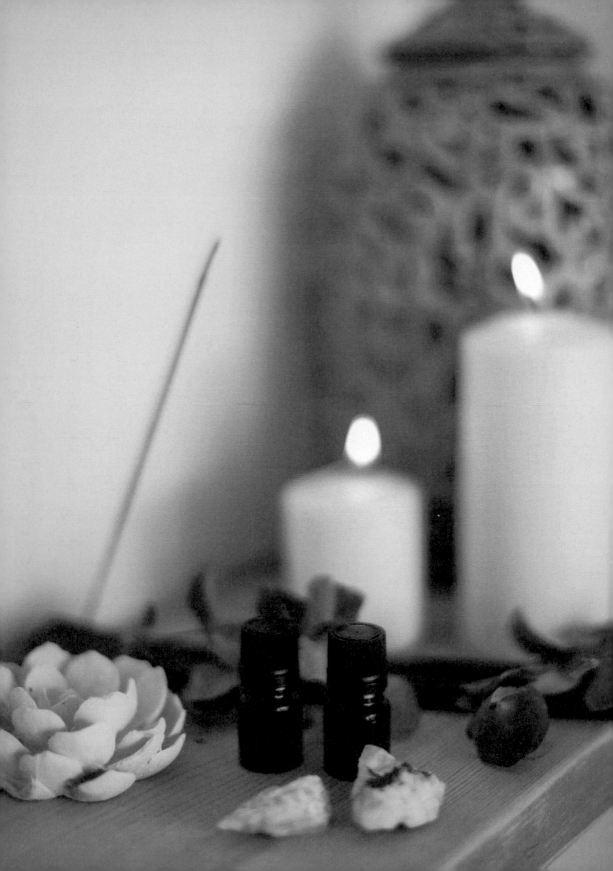

### 這 30 支精油是如何選取的呢？

這是依照德國生化家 Ruth von Braunschweig 所提出的精油化學模型「茹絲的蛋型結構」來選取的，每一支精油都具有化學結構上、藥理學上、植物特質上的代表性。

### 什麼時候傾向讓個案單抽一支精油？

1. 處於嚴重迷茫，完全沒有頭緒、無法溝通的時候，可以先抓一支精油，讓個案先看到事情引導的大方向。

2. 個案很明確知道自己缺乏什麼。

3. 純真的孩童。

4. 安寧病房、重症患者。

5. 對精油不了解，或不是很瞭解抓周的人。

如果單抽一支精油時，就讓一支精油替代三支位於前中後所代表意義，全面考量。

### 什麼時候傾向於抽取三支精油？

1. 當個案能夠意識到目前狀況，抽取三支精油可以讓前因後果更加明確。

2. 療程到了可以做更細緻微調的時候。

### 🌿 為什麼選用左手呢？不可以使用右手嗎？

在這個測試當中，我們希望大家以下意識的直覺來抽取三支精油，所以會建議使用左手。當然若個案是左撇子，就以慣用的左手來抽取精油。

左手所對應的部分是右腦，而右腦與感性、潛意識更為相關，更符合我們以直覺來連結的目的，但若你想使用右手來抽取也是完全沒有問題的。

### 🌿 抽到對應的三支精油，能做什麼？

首先，可以依照每個人的個別狀態，以及所抽取的精油和先後順序的不同，來理解對應到的生理、心理意義。藉由植物精油所展現出來的行為特性，來與人的個性、行為、情感及情緒模式相對應。

了解意義之後，可以將所抽取的三支精油與植物油調成專用按摩油，連續使用七天，並感受其中的變化。藉由頻繁接觸來達到調校所對應的身心靈狀況，使之趨於平衡。

在這段接觸期間，更是一個深入了解自己，挖掘問題根源以及蛻變完整自己的好時機。

### 🌿 抓周完如何使用？

可以將三支精油平均滴數調成專用按摩油，剛剛調好的按摩油

可以試塗一下，並記住感受，做紀錄。同頻共振後的按摩油，氣味能量都會變得更加細緻。建議一天塗一至兩次，至少連續七日。

### 按摩油塗那裏最好呢？

建議可以塗抹在腹腔的部位，不管順時針、逆時針、上下都是可以的。

腹腔是我們人體的第二大腦，又稱「腹腦」。腹腦的理論由美國拜倫・羅賓遜（Byron Robinson）醫師於 1907 年首度提出，1998 年哥倫比亞大學解剖學暨細胞生物學邁克・傑松（Michael D. Gershon）教授也提出腹部是「第二大腦」的理論，說明每個人都有兩個大腦，一個位於頭部，理性接收處理指令；一個在腸道，又稱為「腹腦」，感性接收反應指令。舉例而言，當我們在工作中聽到噩耗時，為不影響工作，你會強忍悲傷或憤怒生氣的情緒（大腦），但腸胃會立馬反應胃痛、吃不下或消化不良（腹腦）。

很多研究報告都曾指出，許多身心疾病的變化與腹腦的狀態有著千絲萬縷密不可分的關係。因此，當我們的身心需要療癒時，將精油塗抹在腹部就等於是照顧了身心靈運轉的樞紐，能夠有效率的產生協同作用。

### 香氣抓周可多久進行一次呢？

香氣抓周最多一個月一次就可以了，不需要天天抓周。

# 三支精油各自代表的意義

### 🌿 第一支

　　第一支精油代表個案在這段時間，對外表現出來及隱藏在內心的狀態，包含情緒狀態與身心狀況。

　　一個人的性格會有許多的面向，在不同的時間，遇到不同的情境與人事物，會嶄露不同的樣貌與特性。由植物萃取的精油，也有多種生命力量成長特性，我們可以以抽到的精油的植物特性，來對應個案最近所展現出的人格特質及生理狀況，例如務實或熱情的特質，失眠、免疫力變差或腸道方面有問題。

### 🌿 第二支

　　第二支精油指出個案所欠缺的某些能力或元素。

　　因為欠缺乏這個元素，讓自己無法認知或意識到自身的狀況，常常會因此陷入困境。也因為這樣，遇到某些狀況或事情，會不知如何是好，無法好好處理。例如：缺乏獨立思考能力的人，會不懂得過濾資訊，可能會顯得沒主見和被動，沒有自己去面對問題、解決問題的意識能力。但這也代表，此時你需要這樣的能力，當這個需要沒有獲得平衡時，長期下來很容易會有心身症產生。

## 🍃 第三支

第三支精油代表個案需要解決的根本問題。

狀況的發生會有一個根源問題 —— 也就是發生的潛在原因（內在問題）。我們需要釐清這個問題源頭，並找出紓解的方法，才能避免再次受困受擾。

也可以將此根本問題視為當下需要學習的課題。只要願意給自己機會學習面對與接受，找出如何與平衡相處的辦法，這個狀況就不會再困擾你。

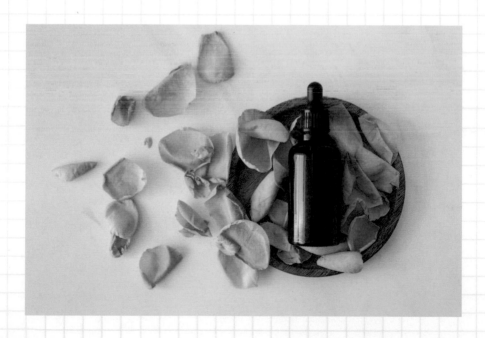

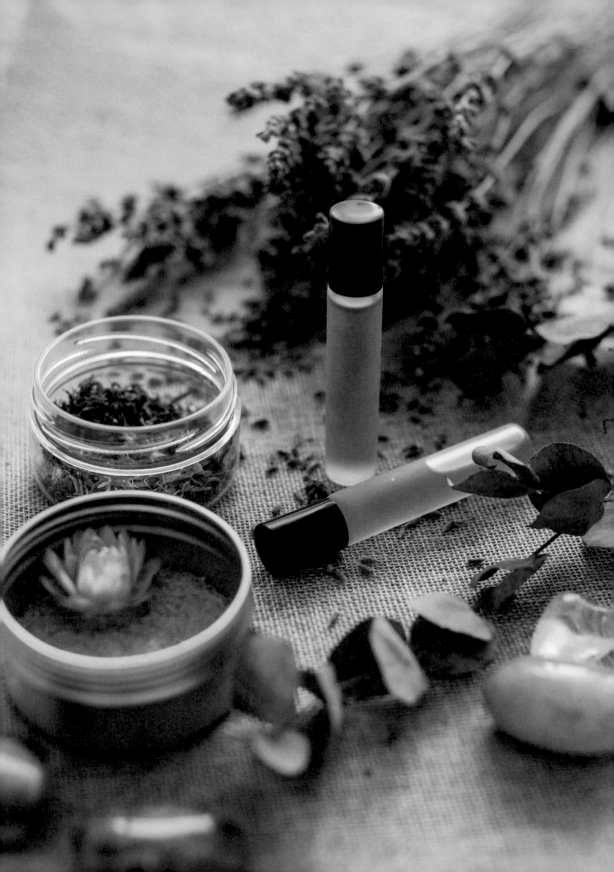

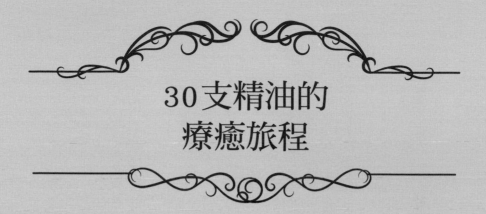

# 30支精油的
# 療癒旅程

# 綠花白千層
# Niaouli

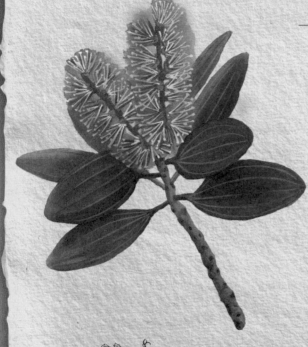

綠花白千層其實應該稱為五脈白千層。具有強勁的殺菌功能，是澳洲、南太平洋的原生植物，在台灣則是常見的行道樹、校園、沿海防風林樹種。綠花白千層精油也稱做「戈曼油」，溫和、不刺激，是天然的空氣清淨機。

**拉丁學名**：*Melaleuca quinquenervia*

**重要產地**：澳洲、馬達加斯加

**萃取部位**：針葉（蒸餾）

**化學屬性**：氧化物

**主要成分**：1-8 桉油醇，綠花醇，α- 萜品醇

**植物科別**：桃金孃科白千層屬

**氣味特質**：清新的樟腦味道，有清涼穿透力。

**主要功能**：抗菌、抗感染，對呼吸道、泌尿生殖系統的發炎特別有效果。可疏通靜脈、減緩充血，使鬆散結締組織緊實，增加皮膚與黏膜的抵抗力，常用於預防輻射對皮膚傷害。

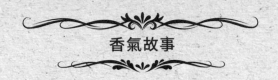

## 香氣故事

　　綠花白千層樹形高大，生長快速，有很強的自我更新能力。由於木栓組織發達，每年向外長出的新皮，會將老樹皮推擠出來。淺褐多層樹皮柔軟有彈性，能一層層剝除，愈裡面顏色愈淺白，如皮膚一樣新陳代謝，老去新來，因此有紙皮樹、紙皮茶樹和奶瓶刷子樹等綽號。

　　花朵位於樹枝的末梢，呈淡黃色穗狀；葉片可長達 12 公分，上有 5 條葉脈，有如人體肺部的支氣管。由於生長的環境溫熱潮溼，卻少有瘴癘之氣肆虐，當地居民深信其具天然消毒的作用，會讓空氣清新、水質淨化，可對抗溼熱環境、病毒侵擾，有益健康。澳洲原住民還會用壓碎的葉子來治療呼吸道感染。

　　後來法國人將之引進歐洲，廣泛運用在醫院病房的殺菌消毒，治療感冒、風濕痛、神經痛，也是現今牙膏和口腔清新劑中最受歡迎的成分。

### 綠花白千層與白千層樹如何分辨？

都是桃金孃科白千層屬，功能接近、外型相似，
可藉由搓揉葉子嗅聞氣味來分辨。

**綠花白千層**
（ *Melaleuca quinquenervia* ）
葉子較大。氧化物中因為含有一些
含硫化合物，乍聞會覺得臭臭的。

**白千層**
（ *Melaleuca leucadendron L* ）
葉片較小，氣味比較清新上揚，
有氧化物味，又稱剝皮樹。

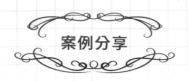

案例分享

52 歲的妮娜眼神銳利，態度冷淡而沉默，由於無法接受癌末的事實，社工期望我能以芳療提供協助。

妮娜在接觸過程中一直保持緘默，但仍能感受到隱藏的壓抑與緊繃。我嘗試與陪伴在側的小女兒安安互動，解釋如何運用精油按摩來舒緩不適。安安一聽興奮地表達學習意願，卻遭妮娜斷然拒絕。療程結束時，我因而藉機向安安詢問實際狀況。

原來，妮娜在安安 2 歲的時候離婚，沒有工作經驗的她，淨身出戶帶著孩子從飯店服務生做起，吃了無數的苦卻不曾退縮，如今已是飯店的高階主管。安安了解媽媽為了自己付出了所有，也明白肺癌四期代表的意思，真心希望能為媽媽做些什麼。就讀高三的她打算暫時休學，專心陪伴病母，媽媽因而對此大發雷霆。

我輕聲地問安安：「那你覺得，媽媽現在最需要的是什麼呢？」

安安想了一下：「我不知道，我只知道我不希望媽媽離開的時候身邊沒有半個人，我不要她一個人孤零零地躺在病房裡，我想要陪在她身旁。」眼眶濕潤的安安抿緊雙唇，再也說不出話來。

離開前，我調了一支按摩油，然後請安安每天都幫媽媽抹抹手腳，並約好下次見面時再好好地聊。

隔週再見面，妮娜還是一慣地冷漠安靜。我一邊輕緩地按摩，一邊說明：「這次的按摩油跟上次一樣，主要成分都是綠花白千層。這是一種很常見的海邊防風林和行道樹，樹形高大，枝葉卻很柔韌，所以不易被摧折，就算颱風損害，也能很快恢復生機。為什麼我選擇綠花白千層來為你按摩呢？我覺得它跟你很像，有一顆無懼、堅韌卻又很柔軟的心。」

　　一直閉目的妮娜突然睜開雙眼，逼視的眸子裡奔騰著千軍萬馬，我以穩定、柔和的目光迎視：「綠花白千層每一年樹皮都會自動剝落，褪去老皮讓自己來年長得更好，就跟現在的你所需要的一樣！即使你擁有堅毅、果敢的強大內心，能夠直面所有艱難，卻忘了讓自己適時脫皮，釋放內在積累的辛苦與壓力，這就是為什麼我會選擇綠花白千層來為你疏通、按摩的主因。」

　　再也忍不住的妮娜如潰堤般掩面嚎啕：「我曾是別人眼中幸福的豪門貴太太，但做任何事都需要向夫家報備、徵詢同意，充其量只是一隻養在漂亮籠子裡的金絲雀，全無價值和尊嚴可言。我曾抗爭、溝通過，當我痛苦不堪、訴請離婚時，夫家只是奚落我不知好歹。我不肯認輸，從服務生做起，吃盡苦頭，嚐盡冷暖，好不容易升上高階主管，終於有能力讓女兒過上好日子，卻發現肺癌末期。為什麼老天要這樣對待我？我真恨呀！我捨不得我的女兒，居然因

為我生病休學！我不是一個好母親！我愧對我的女兒！」我不斷輕柔地按摩著妮娜的心輪、手心，讓她慢慢地吐露出心中所有壓抑的痛苦與煎熬。

「你絕對是一個很棒的母親！你的女兒非常愛你，更以你為榮！上週她才說她很清楚肺癌四期代表的意思。她渴望陪在你身旁，想學習按摩減輕你的不適，想跟你一起完成每一個心願。安安從知道你生病的那一刻開始，就想像你照顧她那般照顧妳！她比你想像的還要成熟、有智慧。」

妮娜抱著安安大聲痛哭：「媽媽沒有真的對你生氣，媽媽是恨自己，覺得對不起你，沒有讓你無憂無慮的成長，甚至還因為生病耽誤你學習，媽媽是很捨不得、很不甘心！」

「媽媽請不要擔心！我跟您保證，不管您在或不在，我都會把自己照顧好。因為您從小就是我的模範！」彼此相擁、哭成一團的母女，相約珍惜接下來的相處時光，猶如雨過天青的綠花白千層，柔韌又清新。

剝去層層老皮，褪去層層窠臼，裸露出最樸素的自己，是最初的真心。

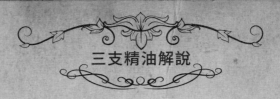

## 三支精油解說

**第一支**

這段時間外表展現理性、思慮清新的特質，但實際在生活中可能被層出不窮的問題壓得喘不過氣來，而常有卡關的感覺。請觀察自己是否常深陷無法掙脫的情緒中？是否呈現出一些莫名固執的行為模式？觀察自己的身體，是否有新陳代謝循環停滯或是水腫、泌尿系統發炎等問題？是否感覺情緒鬱悶、無法喘息？

**第二支**

缺乏像白千層樹皮一樣具有新陳代謝、定時剝落的能力。遇到生活中的種種障礙時，往往無法適時改變自己、推陳出新或斷捨離，只是一味守舊而不知變通，陷於故步自封、墨守成規的窠臼。漸漸地，執念越深束縛越多，反而限制了自我成長的能力，讓自己無法突破。

**第三支**

綠花白千層樹皮定時剝落的植物特性，能夠幫助你汰舊換新，打破固有想法，並改變慣性的思考模式，讓思慮變得清晰，使身陷重重迷霧森林中的你有能力為自己的內心開一扇窗，見著柳暗花明。當你願意放下，不再執著，自然而然就能夠不斷的清理與蛻變，欣然接受生活中的各種經驗，接受歸零，也能接受新的挑戰，生出全新的風貌。

# 月桂
# Bay laurel

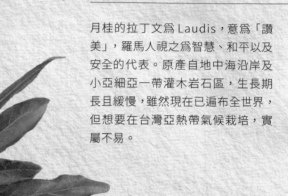

月桂的拉丁文爲 Laudis，意爲「讚
美」，羅馬人視之爲智慧、和平以及
安全的代表。原產自地中海沿岸及
小亞細亞一帶灌木岩石區，生長期
長且緩慢，雖然現在已遍布全世界，
但想要在台灣亞熱帶氣候栽培，實
屬不易。

**拉丁學名**：*Laurus nobilis*

**重要產地**：希臘克里特島、克羅埃西亞、土耳其

**萃取部位**：葉（蒸餾）

**化學屬性**：氧化物

**主要成分**：桉油醇，松油萜烯，沈香醇，乙酸萜品烯酯

**植物科別**：樟科月桂屬

**氣味特質**：清新，略帶嗆辣味，尾韻味道有點甜。當氧化物含
　　　　　　量高時，氣味會比較嗆；酯類含量高一些時，會比
　　　　　　較甜美。

**主要功能**：月桂是全方位的精油，有益腸胃道消化吸收，與呼
　　　　　　吸道防護抗菌，也可促進皮膚細胞再生，具有回春
　　　　　　的效果。

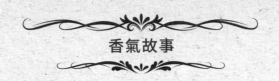

　　射殺巨蟒後不可一世的太陽神阿波羅嘲弄了愛神丘比特的箭術，丘比特惹惱在心，偶然發現阿波羅和少女達芙妮同在一個山野裡，兩人靠得很近。頑皮的丘比特把握良機，趁其不備，把會生出愛情的黃金利箭射向阿波羅，一轉身，再發一箭，把討厭愛情的鈍箭射向了達芙妮。

　　阿波羅因此無法自拔地愛上達芙妮，情不自禁熱烈地表白，而被鈍箭射中的達芙妮，看到阿波羅卻害怕地只想逃。阿波羅絲毫不灰心，不斷在山林中追逐著達芙妮。某日，阿波羅彈奏著優美的曲子訴衷情，聽聞美妙琴音的達芙妮陶醉不已，從藏身處現身，然而一發現彈奏者是窮追不捨的阿波羅，立刻拔腿狂奔。

　　眼看就要被抓住，筋疲力竭的達芙妮害怕地放聲大哭，其父河神佩紐斯聽見了求救聲，只得把她變成了一株長在河岸邊的月桂樹。曾經飄逸的金色秀髮變成了樹葉，纖纖皓腕化成了樹枝，修長的美腿變成了樹幹，花瓣般的腳指頭成為深深地紮入了泥土裡的樹根。

　　心碎的阿波羅懊悔萬分，抱著月桂樹傷心痛哭。無法停止心中愛意的阿波羅凝視著月桂樹說：「雖然妳無法成為我的妻子，但我永遠愛著妳！我要用你的枝葉做我的桂冠，用你的木材做我的豎琴，並用你的花來裝飾我的弓。我要賜妳永保長青，青春永駐。」

　　常勝之神阿波羅果真每一次勝利都不忘頭戴月桂冠，把榮耀與

達芙妮共享。受到了太陽神的祝福，月桂樹終年青蔥茂密，散播著
迷人的香氣，深受世人的喜愛。

　　此舉也引領風潮，往後在奧林匹克運動會獲勝的人，都會獲贈
月桂葉編成的頭環，象徵勝利與榮耀；1615 年英國王室更稱傑出的
詩人為「桂冠詩人」，贈與優勝者或優秀詩人月桂冠。

　　月桂是希臘的幸運樹，我們所熟知的奧運賽事便是源自於希
臘的傳統。

## 月桂樹和肉桂有什麼差別？

月桂 (*Laurus nobilis*)
樟科月桂屬，四季常青的小喬木。
葉片可作香料，萃取精油。

錫南肉桂 (*Cinnamomum cassia*)
樟科肉桂屬，中等喬木，開小白花，
開花期在 6 到 8 月，褐色果實成熟是
紫黑色。樹皮、葉片富含精油，可作
藥用或香料。

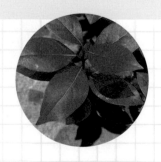 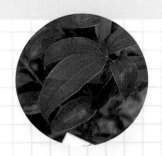

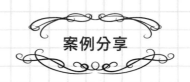

## 案例分享

　　每四年舉辦一回的奧林匹克運動會，選手都是來自世界各國的頂尖高手，他們齊聚於此，就是為了一較高下，證明自己。當才華與能力相當，想要從漫長而艱辛的一場場比拼中脫穎而出，考驗的就是選手的意志力、穩定度、爆發力，只有堅持到最後的勝利者才是月桂冠的擁有人。所以，月桂所象徵的意義就是「王者的榮耀」！

　　2021 年學堂配合「社團法人台灣香氣行者芳香照護學會」參與政府評鑑評核。一般參與評核，通常會籌備半年到一年以上時間。不料，收件截止的前兩個月，我才臨時被授命負責把毫無頭緒、斷簡殘編的資料、案子做詳實的統整與編排，除了得完備完整的書面報告外，還要隨時面臨考核官的提問與追查。為了在期限內完成使命，只得利用晚間不眠不休地尋線索驥、抽絲剝繭，總算在最後一刻，把殘缺不足的全貌給齊整了！

　　與那麼多準備充裕的單位競爭，時間上又步步緊迫，面對重重困難，內心真是無比煎熬。當時的我明白，每天處在高壓力、焦躁不安的我，非常渴望穩定的思緒，因而採行抓周，尋求讓自己安定的香氣陪伴。

　　當我抓到月桂時，真是雀躍不已！因為月桂一直是我最鍾愛的油，陪伴我培養耐力、韌性的最佳啦啦隊。每回生出退縮、猶豫的想法時，我總會嗅聞、塗抹月桂精油來增強信心與安定。

那段痛苦不安的孵化期，月桂就這樣一路相伴，激發潛能，強化必勝決心，讓我拿出智慧與毅力鼓舞自己、勇往直前：我已經受到月桂幸運地祝福，再努力一下下，就可以成就豐碩的果實，脫穎而出，最終擁有月桂冠，享受努力甜美的成果！

　　還記得，有驚無險地完成書面資料後，最後一關得親自上場報告。評鑑那天，內心除了緊張，還感到慌亂，上場前，我特地再次嗅聞了月桂，然後深吸一口氣，告訴自己：「穩住！準備了這麼久，就在此刻，安下心來，把水準發揮出來！」終於，這場比講課還困難的報告，圓滿地完成了。

　　一個多月過去後，迎來了好消息！學堂、學會表現，獲得政府單位一致的肯定，成為政府正式評鑑支持的優良單位。恭喜自己，也恭喜台灣香氣行者照護學會一起邁入了新階段！萬分感謝月桂精油的陪伴、支持，讓我專注地排疑解難，在不可能中創造可能，也讓我真正領受到太陽神諭幸運桂冠的奧妙。

　　需要長期燒腦、保持身心最佳競爭狀態的朋友，有機會一定要試試。

## 三支精油解說

**第一支**

你喜歡擔任決策者的角色，領導能力佳，且有自己獨特的風格，更有著絕對的優雅與權威。然而由於常常處在用腦過度的高壓狀態，思考與創造能力逐漸受到影響。請觀察是否開始缺乏動力與自信？是否有全身酸痛、或有腫脹循環不良的狀況？是否因思慮過多而有睡眠障礙的問題？

**第二支**

在這場持久戰裡，你目前最缺乏的就是「耐性與毅力」。要到達你理想中的目標，必須有面對困難和挫折的勇氣，這時候沒有毅力和耐性，最是容易厭煩或放棄。對目前問題感到棘手的你需要月桂的支持，給予能量並培養信心和毅力，以期能臨危不亂，有智慧的去處理問題。

**第三支**

若想獲得豐碩的果實，得投注耐性、信心、智慧與毅力。你需要學習如何重拾對自我無限潛能的信心，使情緒平靜、思考聚焦，從中找回生活的智慧，便能重獲幸運之神的眷顧。月桂能協助你面對壓力與競爭，使身心放鬆卻全神貫注，用最好的狀態，努力到最後一秒鐘，迎向最終的勝利桂冠。

# 檸檬
# Lemon

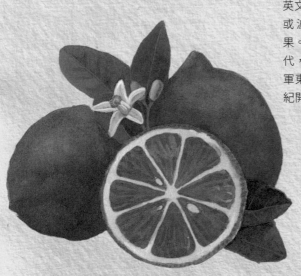

英文名 lemon 源於阿拉伯文「laimun」或波斯文「limun」，意指柑橘類水果。原產於亞洲，為枸櫞和苦橙雜交後代，是歷史相當悠久的芳香植物，十字軍東征時傳入歐洲地中海地區，十五世紀開始在義大利大量栽種。

**拉丁學名：** *Citrus limonum*

**重要產地：** 美國、阿根廷、以色列、法國

**萃取部位：** 果皮（冷壓）

**化學屬性：** 單萜烯

**主要成分：** 檸檬烯

**植物科別：** 芸香科柑橘屬

**氣味特質：** 柑橘類清爽輕盈的香氣，帶有一點甜及苦味。

**主要功能：** 提神醒腦，振奮精神，緩解煩躁，淨化空氣，促進消化、排氣，改善腸胃不適，抑制噁心感，在流行病期間殺菌並預防感染。

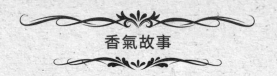

# 香氣故事

　　希臘神話裡，大英雄海克力士的十二項任務之一，便是尋回赫斯珀里得斯三姐妹所守護的「黃金聖果」。據說，此聖果就是檸檬，是大地之母蓋亞當初送給赫拉的嫁妝。由於聖果稀有而珍貴，所以被三姐妹秘密種在金蘋果園。海克力士為完成任務，沿途不斷地追尋，卻沒人知道黃金聖果的下落，直到走到海角，遇到雙肩撐天的阿特拉斯。阿特拉斯告訴海克力士，看守秘密花園的三姐妹是他的女兒，只要海克力士能先代他撐起天空，他肯定能幫忙取回。

　　阿特拉斯很快地帶著聖果回來了。然而他太喜歡現在的自由自在，不想再頂著天空，承受所有的重擔與責任，於是把聖果放在海克力士的腳邊後轉身離開。海克力士見狀，連忙叫住了阿特拉斯，表示得在肩上墊個東西，否則他的凡軀就要承受不住了。趁著阿特拉斯暫時接過重擔的那一刻，海克力士果斷拿起黃金聖果逃離現場，成功地完成了任務，而黃金聖果也因此落入了凡間。

## 檸檬和萊姆有什麼差別？

檸檬和萊姆皆為柑橘屬但不同種，依果實成熟度不同，有綠皮和黃皮，
在台灣南部栽種的萊姆與檸檬通常呈現綠皮。

**檸檬**（*Citrus limonum*）
果形略呈橢圓形，果皮較粗且厚，果實比萊姆大顆，果皮上油胞亦較粗大，有籽，果肉是淺黃色。

**萊姆**（*Citrus limetta*）
外觀及味道與檸檬相似，果皮光滑且薄，油胞較細小。果實較小，無籽，因此又稱作無籽檸檬。果肉淺黃綠色，香氣較淡，口感較甘甜，通常用在調酒或當食材香料。

## 案例分享

　　拉拉是位優秀的國際級運動教練,性格開朗,教學清晰而幽默,外語能力又強,所以深受學生的愛戴,所推出的課程報名,每每都是秒殺完結。期許自己面對挑戰,創造新巔峰的拉拉想接著往世界發展,沒想到卻發生了嚴重的車禍,不得不暫時離開職場。

　　歷經了兩年的休生養息與復健,雖然拉拉的身體狀態大約恢復了七成左右,仍然有不少後遺症需要持續的微調、療復。但由於經濟壓力與失去競爭力的恐懼,讓拉拉無法再等待,決定復出為未來做準備,積極地寄出了大量的履歷到美洲、歐洲,然而在這段等待回覆的時間,她卻感受到前所未有的焦慮與迷茫。

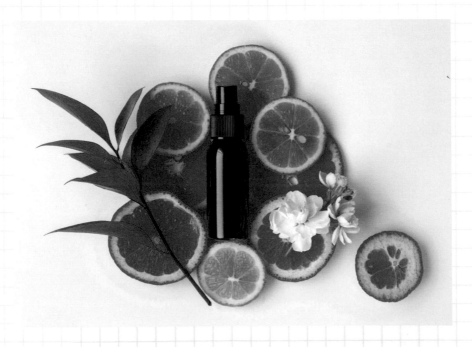

到世界各地工作、增廣見聞並累積經驗是她最大的夢想！！但又擔心如果真的成功前往歐美發展，高額的醫療和復健費用是否會壓垮她？因為受傷而延宕了兩年，如今，她該為了就近診療及醫藥費用的考量而留在台灣嗎？還是義無反顧地追求夢想？在療程中，面對茫然及煎熬的拉拉不斷地對我傾訴她的困擾。

　　我建議她利用香氣抓周這個工具來了解一下目前的狀態。拉拉是個非常理性只相信科學證據的人，對芳香療法其實一知半解，平常只會拿精油處理皮膚問題，或當酸痛膏使用而已。我擔心她將香氣抓周想成算命求神問卜，所以特別解釋一番，沒想到拉拉一口就答應了下來，不但謹慎地抽出**迷迭香 – 檸檬 – 絲柏**三支精油，當下也非常主動詢問我此時抓到精油代表的意義。我突然感受到，凡事理性有主見的拉拉，這次真的是遇上難題了。

　　稍稍思考了一下子，我告訴拉拉：「這段休養期間，妳復原得還不錯，就是需要再加強一下循環代謝的功能，會恢復得更加理想，迷迭香和檸檬精油在這方面正好都可以幫上忙。現在的你正處在十字路口，雖然有許多的機會擺在面前，什麼都想要卻會分散也耗費心力。過度的思慮，也會讓你對眼前的狀況更加迷惘。所以我建議你，先不急著下結論、做決定，和檸檬精油好好相處一陣子，每天洗完澡在腹部塗抹一圈，它會幫助你調整身心，等你頭腦清晰、身心協調的時候，你就會知道哪條路是最適合你的。」

就這樣，兩個月過後，眉飛色舞、興高采烈的拉拉跟我說：「老師！我找到一份很棒的工作了！是在一家我很欣賞的品牌的國外分公司當教育總監。」這家國際分公司就座落在新加坡，既能滿足拉拉在國際公司上班的心願，還能兼顧醫療的考量，既不耽擱復健療癒，也不怕造成過高的經濟壓力，因此一拍即合。

　　拉拉不敢置信地托著自己臉頰，驚呼道：「老師，我從來沒有想過有這個選項！完全滿足我往世界發展的願望和醫療的需求，真是太神奇了！而且是在我從沒考慮過的亞洲！之前我真的很煩很絕望很茫然，也想不出來怎麼選擇，瞪著歐洲、美國的機會嘆氣，真是萬萬沒想到，最後居然能夠輕鬆解決，這比中彩券還困難呀！」

　　被誇張表情給逗笑的我，半開玩笑地跟在一旁合掌感謝的拉拉說：「那這麼說來，檸檬這個大地之母蓋亞的黃金聖果，還真是名不虛傳呢！」

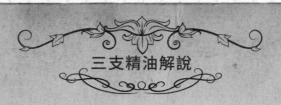

## 三支精油解說

**第一支**

這段時間給人直爽、率真又隨興的感覺，但其實本人內心常覺得困惑。可以觀察最近是不是常覺得腦袋轉不過來？是否常感覺心亂如麻？是不是會優柔寡斷，或對某些事會特別固執，甚至有一些鬱悶，情感上較脆弱，活力也有被消耗殆盡的傾向？以上狀態表現在身體上，常常造成腸胃及循環代謝不順暢，可能有消化不良或脹氣的困擾，肌肉容易緊繃，循環較差，導致肢體腫脹不適。

**第二支**

雖然你的想法創意很多，覺得好像每個都可行、都可以嘗試，但因缺乏看清楚事理與方向的能力，反而容易陷入兩難，就像站在叉路口，不知往哪條路走才是對的。猶豫越久就越無法冷靜與沉著，感覺混淆焦慮，難以辨明事理。多頭馬車的結果，不僅耗時耗力，也因精力不斷相互抵銷，導致無法前進。

**第三支**

檸檬淡淡的苦味加上清爽輕盈的氣息能讓人身心冷靜下來，猶如夏天炎熱的氣溫使人頭腦混沌時，來杯檸檬汁會格外沁人心脾，舒爽鎮靜。檸檬會讓你開始學習讓心神澄澈，即使處於棘手的狀態中，也能以冷靜自持；檸檬的氣息也像冬日的陽光，溫暖而不刺人，讓你有繼續向前的動力。能夠看清前方的道路，就能邁向正確的方向。

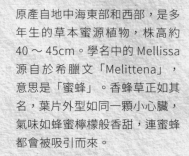

# 檸檬香蜂草
# Lemon Balm

原產自地中海東部和西部，是多年生的草本蜜源植物，株高約40～45cm。學名中的 Mellissa 源自於希臘文「Melittena」，意思是「蜜蜂」。香蜂草正如其名，葉片外型如同一顆小心臟，氣味如蜂蜜檸檬般香甜，連蜜蜂都會被吸引而來。

**拉丁學名：** *Melissa officinalis*

**重要產地：** 法國、保加利亞、克羅埃西亞

**萃取部位：** 葉子（蒸餾）

**化學屬性：** 醛類

**主要成分：** 檸檬醛

**植物科別：** 唇形科香蜂草屬

**氣味特質：** 獨特細緻的檸檬香

**主要功能：** 幫助全身的機能運作，能安定心神、強化心臟功能，適合憂鬱及焦慮所致的身心症與自律神經失調，也可抗黴菌、抗病毒、抗敏消炎。

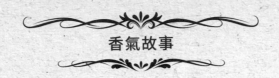

　　希臘神話中，香蜂草被認為是月亮與狩獵女神阿提米斯的化身，也是古希臘人用於祭禮的芳香聖草，會在神廟周圍栽種，吸引蜂群製造蜂蜜，作為糖分來源。在古希臘人的宇宙觀中，蜜蜂生活的模式是信仰的縮影。女王蜂就如同是偉大女神阿提米斯的化身，為女神服務的女祭司美莉西（Mélissa）是忠誠的蜜蜂，完成使命回歸女神身旁，就如同蜂蜜採完花蜜回到所屬的蜂巢，回歸女王鋒的懷抱。

　　羅馬神話裡，維納斯女神外出不在，而小愛神丘比特餓肚子的時候，蜜蜂就會用香蜂草花花蜜來餵養他，因此香蜂草被羅馬人視為「生命的萬靈丹」。

　　歐洲民間也有在門口種植香蜂草可以避邪的傳說；在教堂牆壁上畫出香蜂草的圖案，具驅趕憂鬱和悲傷的神力。香蜂草是星象學家歸納為巨蟹座的代表性植物，而月神所守護的巨蟹座，正是掌管情緒的源頭。

　　以香蜂草為基底的加爾慕羅水（Carmelite water），迄今仍為法國人夏季之日常飲料。在歐美，也會將乾燥之香蜂草葉片煮成茶飲（Melissa Tea），感冒時可解熱。

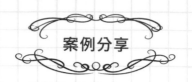

　　盈盈在新加坡一家知名公司任職，創意、才華俱備。諮詢中，即使雙方有說有笑，仍能感受到她並非真正的開心。我特地泡了一壺香蜂草茶，試著瞭解狀況。

　　才啜飲幾口，盈盈便問我：「老師！這是什麼茶？入口清新，我甚至感覺到自己的壓抑、不快逐漸融化了，身心變得好輕鬆，太奇妙了！說實話我每天加班早出晚歸，感覺生活一天比一天苦悶。」

　　我沒多說，先讓盈盈抓周，她一抓到**香蜂草 – 薰衣草 – 廣霍香**便好奇地問：「抽到這幾支，代表什麼意思呢？聞著這些精油，特別是香蜂草，心情好舒暢呀！」

　　「**香蜂草**代表妳是個很自愛的人，喜歡在和諧的大環境裡工作。妳對生活或工作都很認真，也期待自己表現優異，獲得讚賞。如果長期被忽略，內心會抑鬱，隱藏的憤怒與不滿會逐漸浮現。**薰衣草**代表你很體貼別人，會關注他人的需求，很願意付出。但是，現在的你身心已經精疲力竭，內在失衡，很渴望溫暖、關懷的『愛的能量』。**廣霍香**則代表在工作或生活上，可以試著學習整合自己的經驗，不要墨守成規或是畫地自限，嘗試採納不同的意見與做法，讓自己再次找到新的起點。香蜂草的氣味讓你感到愉悅，正說明了它是你目前最需要的能量補給。」

我主動幫盈盈加重香蜂草的比例做調理，療程完成後，神采奕奕、身心顯得格外輕鬆愉悅的盈盈，於是請我幫她特調一瓶按摩油，她想帶回新加坡，方便平日居家時能天天嗅聞、塗抹。幾個月後，她再次打電話來，除了表示還想繼續訂製香蜂草按摩油，也與我輕鬆話聊。我好奇的問道：「香蜂草究竟對你產生什麼樣神奇的改變，讓你這麼愛不釋手？」

　　她開心地與我分享，一開始原本說不出自己哪裡有狀況，只是覺得很不快樂。天天超時工作，竭盡所能仍然無法受到長官青睞，只有沒完沒了地挑剔批評；所管轄的團隊，也總是抱怨她要求太高，完全看不到她身為主管所付出的一切。盈盈就這麼夾在其中，日復一日。早上一睜眼就開始忙著想辦法達到目標，善盡職責。壓力是家常便飯，卻無計可施。來找我的那天正是心情最悶的時候。

　　「我永遠記得那杯老師請我喝的香草茶，初入口，只覺得口感清新、潤喉，沒料到，吞下去後一股暖心的感覺升起，鬱結在心中那股莫名的不快、壓抑感不見了！最神奇的莫過於療程後，我感受自己如同剛剛睡醒的小嬰兒一樣，渾身暖暖的，鬆鬆的，每個毛孔都洋溢著被呵護的幸福感。

　　我現在已經習慣洗完澡後塗抹按摩油，睡前再幫自己按摩一下，

讓清新舒暢的香蜂草香氣伴我入眠。漸漸地,同樣沉重的工作、行程,居然不再積累沉重的疲憊與失落感,讓我對工作有不一樣的體會。

我很感激我的長官,默默支持、鞭策我,才使我走在進步的路上,就算他不曾誇過我,卻不減栽培的事實。我也很感激團隊人員的全力配合,才能一次次達成目標。言語抱怨是因為信任,行動支持就是真實的向心力。能在一個可以發揮所長的位置,有大家的信任、支持,每天過的生活既有挑戰、也有意義,實在是太幸福了!」

葉形長得如同心臟般的香蜂草,善於撫慰人心的振頻又再一次證明它溫馨的力量。

## 香蜂草與檸檬薄荷有什麼不同?

兩者所含的成分、功效與作用不一樣。

**檸檬薄荷**(*Mentha citrata*)
葉形較橢圓,摸一下會有薄荷涼涼的氣息,葉子同樣具有檸檬的香氣,開紫色花。

**香蜂草**(*Melissa officinalis*)
葉片呈現倒三角形像心臟,也具有檸檬香氣,開乳白色花,也可用來沖泡成花草茶。

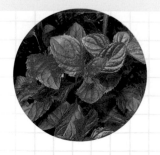
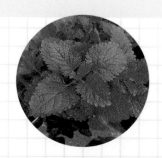

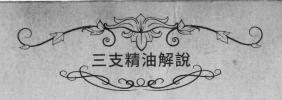

**檸檬香蜂草 Lemon Balm**

**第一支**

你是個自重自愛的人，喜歡和諧的關係，對事物很容易起共鳴，有同理心，興趣也相當廣泛。這段時間以來對他人或是自己的生活品質有所期待，但卻因為總是被忽略，所以內心感到壓抑，隱藏著憤怒與不滿。可以觀察自己是不是變得敏感？容易鑽牛角尖？ 是不是有點失去了安全感？常常覺得胸悶、心悸？也常受到驚嚇、失眠或是感到憂慮？

**第二支**

第二支精油抽到香蜂草的你往往缺乏支持、關懷與安慰，希望敏感的心能得到撫慰。面對生活很容易有不安全感或不滿，常覺得內心孤單或者被孤立，心情緊繃沉重，長期下來導致內心失去平衡，時常會質疑自己。有時候只是為了得到他人的尊重、關注和支持，會不停配合別人，反而受他人濫用和指揮。

**第三支**

葉形長得如同心臟般、清甜氣味的香蜂草，撫慰著我們脆弱敏感的心情，提醒我們要學習生命中許多值得同理、感恩的存在。溫暖地，慢慢地，撫順心頭的糾結後，便有能力感受生活中所有被忽略掉的美好，自然而然的就會浮現生命中許多值得感謝與祝福的存在。

# 葡萄柚
# Grapfruit

葡萄柚是橙與柚的雜交種，起源於十七世紀的西印度群島，二十世紀時傳遍世界各地。學名中的「parpdisi」代表天堂、樂園之意，所以人稱「來自天堂的水果」。其香氣也被稱是「來自天堂的味道」，具有柚子的深度與橘子的活潑，是柑桔類精油中最爲的年輕成員。目前主要用來萃取精油的是黃皮白肉的白葡萄柚及橘皮粉紅肉的粉紅葡萄柚。

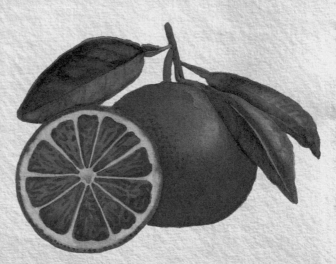

**拉丁學名：** *Citrus Paradisi*

**重要產地：** 美國、巴西、以色列

**萃取部位：** 果皮（冷壓法）

**化學屬性：** 單帖烯 95%，香豆素 0.5%

**主要成分：** 檸檬烯

**植物科別：** 芸香科柑橘屬

**氣味特質：** 白葡萄柚清新微苦，粉紅葡萄柚沉穩甜美

**主要功能：** 清新甜美的香氣，讓人心情愉悅，有助於增加血清素，增加多巴胺的分泌。整體能促進淋巴循環，排除多餘的水分，幫助分解脂肪，促進消化，減少肝臟負擔。有助於調理季節性情緒失調，尤其冬天缺乏日照所產生的情緒低落或昏昏欲睡等症狀。

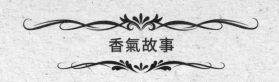

# 香氣故事

在希臘神話中，酒神戴奧尼索斯是掌管狂喜與豐盛的神，也是唯一從凡人登上神階的英雄。他的一生因天后赫拉的迫害而挫折不斷，雖然歷經種種磨難，卻不曾因為任何的打擊讓他退卻了對生命的悲憫與愛。他擅長以幽默風趣與敏銳的洞察力來啟發人們，在人間時，曾以流浪祭司的身份，讓人體驗身體心理與大自然合而為一的喜悅，使人從有限的桎梏當中感受到歡樂自由輕鬆的經驗，因而嚮往更高的自由。

戴奧尼索斯還發明了運用葡萄釀酒的方法，並到處傳授釀酒的技術，讓人類也能像眾神一樣地飲用瓊漿玉液，即使無法長生不老，飲酒所伴隨而來的醺然和歡樂，卻啟迪了人類在心靈深處尋求更高的自由與喜悅。

葡萄柚香氣帶給世人如陽光般的正向敞亮與愉悅，沁入心脾的甜美除了處理身體狀況之外，也解壓了心靈的晦澀，更讓人用輕鬆的心情來面對這個複雜的世界，從幽默感中散發自信，身心更自由，這些都與酒神突破凡人的局限意象有異曲同工之妙。被美譽為來自天堂的香氣的葡萄柚，的確如同酒神戴奧尼索斯一樣，所到之處，都讓眾人以輕鬆歡悅的心境來融入這個看似不完美卻存在無限完美的世界裡。

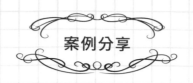

案例分享

　　安寧病房裡的沈爺爺目前已經處於彌留狀態。自小就由爺爺養育長大、感情親厚的孫女兒茜茜明白，能陪伴爺爺的時間不多了。

　　相依為命的那段時光，晚餐後是她與爺爺最親近的時間，她喜歡幫爺爺按揉酸痛的部位，每當疲憊的爺爺打起瞌睡時，她總會忍不住地笑出聲來，讓驚醒的爺爺不好意思地說：「茜茜！謝謝你，爺爺酸痛的地方好了，趕快去睡覺，明天還要早起！」

　　而今爺爺再也無法睜開雙眼與她說話了。她有一個心願，希望可以為爺爺做最後一次的身體按摩，但是她深怕讓爺爺感到不舒服，所以一直不敢付諸實行。

　　我接獲社工人員的委託到了現場，微笑地看著茜茜期待的眼神，直覺地選擇粉紅葡萄柚，輕聲地在爺爺耳邊說明，並讓他嗅聞粉紅葡萄柚的氣味。

　　接下來，我開始一邊示範如何輕緩地塗抹，一邊帶領著茜茜一起為爺爺按摩。我輕聲地提醒茜茜：「你可以一邊按摩，一邊和爺爺說心裡的話，即使爺爺無法反應，但爺爺還是聽得見的。」只見茜茜點點頭，閉上雙眼，深深吸了一口氣後輕聲地說著：「爺爺，謝謝您從我出生以後，就接納我、保護我、照顧我，現在，換我照顧您，希望您身上不再有任何的病痛。」說完，茜茜輕柔地幫爺爺

一一完成所有的按摩。

結束時，整個空間都充滿了葡萄柚幸福而甜美的香氣。滿足的茜茜小心翼翼地幫爺爺弄好被角，陷入沉睡的沈爺爺呼吸平順，看起來很安詳放鬆。

在這樣香甜美好的氛圍下，沈爺爺悄悄地吐出了最後的一口氣。方才被喚到護理站去簽署文件的茜茜慌張奔回病房，看到不再呼吸的沈爺爺，瞬間熱淚潰堤，我柔聲地安撫眼前就要崩潰的女孩：「茜茜！你做得真的很棒！爺爺非常愛你，也非常開心，在最後一刻，他感覺到自己是很幸福的，有一個這麼愛他的孫女兒，他是不捨得看你傷心，所以，才會選擇在你不在的時候，安詳地離去。」

淚流不止的茜茜聽完，默默地點了頭，我於是帶領茜茜為即將前往天國旅程的爺爺祝禱。茜茜悲傷的情緒終於能慢慢地歸於平靜，轉化為些許的安慰。再無病痛折磨的爺爺，在孫女兒的祝福下，隨著甜美溫馨的香氣，能回到屬於他的幸福天堂。

回程路上，滿天的霞光，此時鼻間還充滿溫馨的粉紅葡萄柚氣息，隱隱地香氣，呼應著天際的燦爛。

從前面對粉紅葡萄柚這般生活可見的精油，卻被譽為「來自

天堂的香氣」，我的想法很簡單：因為味道甜美、氣味討喜，所以讓人覺得歡樂如天堂。但這次的照護經驗讓我深刻地體驗到粉紅葡萄柚轉化人生苦澀為甘甜與輕盈的魅力。感謝沈爺爺為我所上的生命教育課！

## 文旦柚和葡萄柚有什麼差別？

同為芸香科柑橘種，都是柚子中的一種。

**文旦（*Citrus maxima*）**
柚小而尖，果皮較厚，是亞洲柚子，果肉細緻甜美。

**葡萄柚（*Citrus Paradisii*）**
又稱西柚，果形像扁平的球體，果皮較薄，水分多，酸味，香氣都比較明顯。

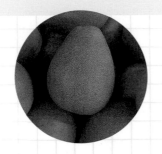
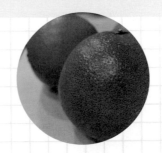

**葡萄柚 Grapefruit**

**第一支**

你是個思考縝密、會為他人著想，且讓人感到溫暖的人，具有善解人意、樂觀的特質。然而積累的疲累與緊張，讓你不知不覺地情緒變得焦躁了。觀察自己近期是否會鑽牛角尖？變得嚴肅？簡單的事情卻看得複雜？感覺被壓得喘不過氣來？身體是否累積了太多負能量，造成消化不良，有脾胃不適、甚至脹氣的狀況發生？

**第二支**

第二支精油抽到葡萄柚的你有欠缺幽默感的傾向。因為心情無法保持輕鬆愉悅，所以對待每件事情、每個狀態都太過嚴肅，行事過分嚴謹少彈性，久而久之思維就變得僵化，只侷限在自己的象牙塔內，對萬事萬物都興趣缺缺，不但讓人覺得難以相處，也會讓自己過得很累。

**第三支**

葡萄柚精油輕盈甜美的氣味，帶著成熟細膩的尾韻，可以幫助你用輕鬆的心情來面對這個複雜的世界，慢慢重拾雀躍之心與幽默感，並從幽默感中展現自信！此時的你已開始學習真實地擁抱自己，接受並面對生活中的各種困難及尷尬，就猶如葡萄柚既適宜乾旱又適於濕潤氣候，耐寒亦耐貧瘠。正視自己的缺點，坦然接納自己的不完美，並學會改進，就能如酒神活得逍遙自在，碩果累累。

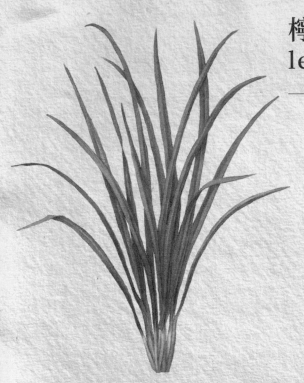

# 檸檬香茅
# lemongrass

原生於熱帶地區，喜愛日照與透水性佳的土壤。全株具有濃郁的檸檬香氣，精油萃取來自狹長的葉片，以基部莖稈白色的部分煮湯泡茶，香氣會更加濃郁。檸檬香茅算是容易栽培的香草植物，如果沒有修剪會隨意長，遠觀猶如雜草一堆。

**拉丁學名**：*Cymbopogon flexuosus / citratus*

**重要產地**：西印度群島、尼泊爾、印度

**萃取部位**：葉子（蒸餾）

**化學屬性**：醛類

**主要成分**：檸檬醛

**植物科別**：禾本科香茅屬

**氣味特質**：粗曠的檸檬皮香味

**主要功能**：在印度是治療百病的萬用藥。能消除胃腸脹氣不適，抑制黴菌（香港腳、癬），消除腿部的浮腫酸麻以及久站的疲憊感，改善頭痛發熱、熱病，也是天然驅蟲劑。

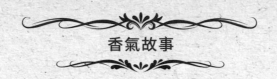

## 香氣故事

　　印度神話故事裡，天界的仙女雪檬為了尋找釀酒香料來到了人間。她到處嘗試、尋找，最後來到一片帶著檸檬香氣的大草原，遇見了俊美的王子，彼此一見鐘情，互許終身。和王子一起生活、毫無音訊的雪檬，最終被天上的諸神發現了，她不僅沒有帶回釀酒的香料，還觸犯了不能與凡人相愛的天律，天帝在震怒之下，決定將他們的情感自記憶裡抽離，並將他們永遠冰封在森林裡。

　　趁隙出逃的雪檬與王子，跑去請求愛神幫助，讓他們能永遠在一起。真摯相愛的兩人感動了愛神，把他們變成了最初相見時那片草原上的檸檬草，還給了檸檬草「永浴愛河」的祝福。

　　從此以後，檸檬草在森林裡恣意盛放，清新的香氣彷彿在說：他們要永遠守護那份天地不容也要勇敢的摯愛。

## 檸檬香茅和香茅有什麼差別？

檸檬香茅和香茅都屬於香茅家族，作用類似，
但氣味芳香分子組成不太一樣。

檸檬香茅（*Cymbopogon flexuosus/ citratus*）
禾本科香茅屬，又稱檸檬草。具有宜人的檸檬氣息，檸檬醛含量高。泰式料理常用的是檸檬香茅乾燥的莖部。

香茅（*Cymbopogon winterianus*）
禾本科香茅屬，香茅醛含量高。植株較檸檬香茅高大肥碩，莖與葉片泛紅，應用廣泛，是過往香水、清潔用品重要的香氣來源。

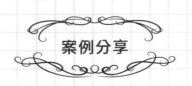

案例分享

晶晶十分聰慧，早早就確立了人生目標，在外商公司工作了八年，如魚得水，收入穩定。已經當上主管的她駕輕就熟，幾乎沒有什麼事情能難得倒她，或需要她煩心。

只是最近，晶晶感覺到自己的心和腦子打架了。她從小就認知到，把時間、精力集中，才能出類拔萃，因此從不做沒有意義的努力。不曉得怎麼回事，那些跟她行業、生活上完全無關的學習領域，這陣子對她產生了莫大的吸引力。按理來說，就算想進修，也該集中時間、心力在為她加分的專業領域上。但是，她真正有動力想學習的，卻都是一些她也說服不了自己的部分。

晶晶來找我的時候，忍不住就嘀咕了起來：「老師！您有什麼建議嗎？」

我笑而不答。這可是晶晶可以更深入了解自己的一個好機會，於是提議她來體驗一下精油抓周。

三十支的精油裡，晶晶直覺性地抓出**葡萄柚 – 檸檬香茅 – 百里香**，之後立刻用期待的眼神等待我的解說。

「**葡萄柚**代表你是個善解人意、思考縝密、會為他人著想，且讓人感到溫暖的人。雖然工作迎刃有餘，但是累積的疲累與緊張，不知不覺情緒也焦躁。你可以觀察看看自己是否會鑽牛角尖？最近

是不是變得比較嚴肅？有沒有把簡單的事情看得太複雜了？腸胃道有沒有不舒服的症狀？

**檸檬香茅**則是在提醒你缺少了向外擴展探索的心力，你對自己設下太多限制，顧慮太多，導致做起事來綁手綁腳，阻斷了妳前進的動力。

**百里香**的清新味道就像是一股勇敢的力量，支持妳突破困境，看清自己的不足和缺乏的部分。」

我覺得這是一個了解與確認自我的好機會，於是請晶晶先跟精油好好相處一段時間，之後，再一起討論，看看這些精油讓她體驗、感受到什麼。

二個半月以後，晶晶來找我：「老師！我覺得每天塗在身體上這個方法真的挺好的！塗著塗著，可以深深感受到自己內在的需求與變化！我回去之後，照您所教我的方法，每天都拿出按摩油來塗抹我的腹部、膝蓋、小腿以及腳踝的部位。一開始並沒有感覺到身心有什麼變化，大約是在兩個禮拜後吧，我被一個花藝招生文宣深深的吸引，網頁上面貼有很多花藝老師的作品，每一幅我都仔細地看著，內心泛起了層層漣漪，於是當場就報名了課程。現在我已經在上花藝課，每一堂課，我都學得好開心，感覺到自己內在的滿足與雀躍，甚至想要報名師資培訓，往花藝講師之路前進。

從前，我總認為自己是個思想開通、靈活變化的人，因此才能早早就在外商公司這樣節奏明快、講求效能的環境裡生存下來，而今看來，我的確是在社會立足這件事情上早熟，卻忽視了內在的感受。我從來不曾認真正視自己的興趣，更不用說義無反顧地投入，也從來不曾允許自己自由自在的追尋心中的夢想，中規中矩是我為人做事的唯一標準，我不敢放開來，樂趣、開心永遠排在最後一位。

　　在精油的陪伴下，我第一次做了不過腦門的事情，熱血沸騰地去報名。這個經驗，打開了我另外一扇窗。我突然明白，理性有感性的陪伴只會更加幸福。寬廣自由的天空永遠不乏路徑，而道路，就在我們每個人的腳下，只待我們的覺察與領悟。」

　　我忍不住為晶晶喝采。是的！這就是一個人最美的樣子，身心平衡而眼中有光。

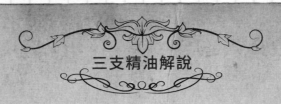

三支精油解說

**第一支**

你有著開朗、喜歡探索、喜歡玩樂的特質。雖然內心有種衝動想要走出舒適圈，走出原來熟悉的領域，讓人生有所突破、成長，但還是不免擔心是否維持現狀較好，不知不覺中侷限自己而停滯不前。請好好觀察自己：這陣子是不是腿部容易酸軟無力？或是踝關節漲酸痛？

**第二支**

第二支精油抽到檸檬香茅，通常代表你已經缺乏向外擴展探索的心力，總覺得自己只是一個微不足道、無足輕重的小螺絲。然而即使是小螺絲釘，一旦逼得太緊，會讓人欲振乏力，若放任而為又會顯得行動力不足。種種矛盾的思緒於是形成重重的自我設限與綑綁。建議用嶄新的眼光面對現在的生活，你會在細微處體會到自己的價值與重要性，並找到前進的動力。

**第三支**

檸檬香茅葉片外觀像雜草，看似輕盈柔軟，實則堅韌，更有種粗曠不拘的氣息，會讓人想要立馬跳躍動起來，盡情奔跑。檸檬香茅也讓我們學習釋放內在的糾結與綑綁，讓我們能帶著一顆開闊、好奇的心，去探索新的領域，盡可能自由自在地去體驗嘗試、表達自我、伸展行動，進而發掘到更多生命的可能性。

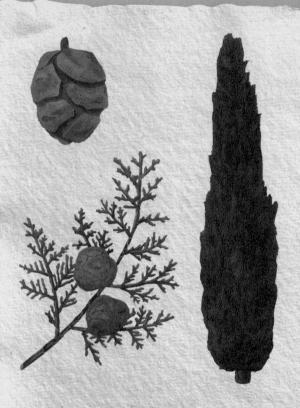

# 絲柏
# Cypress

原產自地中海沿岸一帶，枝葉四季常青，學名「Sempervirens」有常綠、永生之意。具高經濟價值，有些樹齡甚至高達 1000 年以上，是歐洲花園、墓地常見的景觀。義大利托斯卡尼最著名的景觀便是成群壯麗的柏樹，又稱為托斯卡尼柏樹。

**拉丁學名**：*Cupressus sempervirens*

**重要產地**：法國，地中海一帶

**萃取部位**：針葉（蒸餾）

**化學屬性**：單萜烯類

**主要成分**：蒎烯（α-Pinene）、3- 蒈烯

**植物科別**：柏科柏屬

**氣味特質**：雨後森林清新、乾淨的木頭味

**主要功能**：消炎、抗菌和舒緩呼吸系統的不適，加強淋巴和血液循環，減少身體水份滯留和水腫，調節排汗。

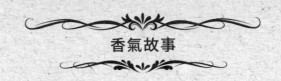

## 香氣故事

　　希臘神話中，俊美賽神仙的西帕里修斯（Cyparissus）在一次狩獵時，不小心射殺了最心愛的寵物馴鹿。這位被懊悔悲傷吞噬的美男子無法接受這個事實，更無法原諒自己，於是向太陽神阿波羅請求，希望自己可以永遠為之哀悼。為之感動的太陽神阿波羅最後就將賽帕里修斯變成了枝幹永遠都會有樹液流出、就像掛著淚滴一樣的絲柏樹。

　　在希臘神話另一傳說中，絲柏是冥王黑帝斯的聖樹，也是永生的代表，必須穿越重重絲柏樹林，才能抵達冥王黑帝斯的寓所。

　　絲柏在歐洲被視為象徵天堂與死亡的植物，直挺的樹形往中央收斂靠攏不張狂，遠看像是一枝枝蠟燭，像是對先人悼念的敬禮與祝福。此外不論在古老的神廟或聖殿遺跡、教堂、墓園裡都能發現絲柏的蹤跡，除了代表永遠的哀痛，也象徵著靈魂的永生。中國人同樣將絲柏視為永生的代表，認為絲柏種籽可以延年益壽。

　　絲柏清新乾淨的木質香氣，能為心靈帶來堅定的力量。具有能慰藉內心傷痛的力量，象征著死亡或痛苦不是一切的終點，而是一種重新開始。名畫家梵谷晚期居住在南法的畫作中經常出現絲柏，在他的筆下以特殊的漩渦及線條被描繪出來，猶如絲柏給予人類循環不息的生命力及悠然流動的療癒力。

案例分享

　　43 歲的薔薔是我見過特別有膽識與擔當的女性。認識她十年來，面對商場的詭譎多變，她經常是那個主動出擊、求新求變的掌舵者。

　　有次來工作室進行療程前，她告訴我想離職去創業的打算，想試試看人生還有什麼可能性。這段時間她非常低潮，身心因焦慮緊張而疲憊不堪。除了感覺力氣用盡外，還因人云亦云的漫天謠言而感到心累，對自己做的決定也沒了信心。我於是讓她嘗試香氣抓周，她抓到的是**廣霍香 – 絲柏 – 大西洋雪松**。

　　我用調好的油進行背部療程，薔薔沉睡了好久，醒來時，拉著我的手，開心地說著：「老師！剛剛我好像去到一個非常美麗的森林裡旅行，一個人放鬆地漫步在充滿了陽光、微風、還有滿滿芬多精的原始森林裡，那感覺好幸福、好療癒喔！好奇妙呀！我感覺有一股蓬勃的朝氣在體內裡躍躍欲試，我好像又恢復了那個清晰、果敢內斂的自己。」

　　薔薔問我，這三隻精油對她會有何幫助？她特別喜歡那個木質味是什麼精油？

　　我想到這段療程期間，彼此的對話雖然不多，但薔薔出口總言簡意賅、格局深遠，讓人不自覺地聯想起筆直蔥蘢的絲柏木，那從容、蒼翠、沉穩的意象，真像出類拔萃的薔薔。

我告訴她：「絲柏會帶著你華麗轉身，絲柏和大西洋雪松會全然支持你大刀闊斧的轉變，所有的不安、緊張、人云亦云會隨著你轉身的速度煙消雲散。」

最有趣的是，自從經驗了絲柏森林夢幻之旅後，她開始注意起跟絲柏任何相關的訊息，也越來越喜歡這個時時陪伴她，讓她心情穩定、放鬆的好朋友。

幾個月後，我問薔薔，現在對絲柏有什麼不一樣的體驗？

她想了一會兒：「老師！我很喜歡絲柏木質的味道，已經習慣每天塗抹、嗅聞它。它長得並不快，卻從來沒有停止過成長的力量，長得越高卻越內斂，很值得我學習借鏡。事情總是慢慢地做，慢慢地完成，從沒停下腳步，一時之間也許看不出差異，但，再回首，會發現，原來自己已經完成了很多的夢想與計畫了。」

與絲柏水乳交融的薔薔，一直保持著沉著卻堅定的步履，在創業重重考驗中，帶領著團隊，兼容並蓄地接受所有的轉變，迎難而上。

後來她感慨地告訴我：「老師！這十幾年當中，我曾遇過三次很大的考驗！我真的非常感謝絲柏陪伴著我。每當我遇到難以抉擇的困境，出現不安、自我懷疑的時候，我總會拿出絲柏嗅聞一下，讓自己回到那個神聖又療癒的森林裡，心靈漫步個幾分鐘！絲柏祕

境，總是予我最大的支持，讓我在最短的時間，調整好心態，停止消耗性的情緒，走出原有的框架，去面對所有的改變。」

聽了薔薔所說的，我真是太歡喜了，絲柏應該也一樣吧！我猜，它大概想擁抱薔薔，在她耳邊低語：妳真是我的知己。

## 絲柏與龍柏有什麼差別？

絲柏（*Cupressus sempervirens*）
柏科柏屬，又稱為龍柱柏、地中海柏，是很好的防風木，有神聖永生的寓意，針葉能萃取精油。

龍柏（*Sabina chinensis (L.) Ant. cv. Kaizuca*）
柏科圓柏屬，又稱刺柏、日本柏，有長壽與祥瑞的寓意，龍柏長到一定高度，枝條螺旋盤曲向上生長，好像盤龍姿態，故名龍柏。木心能萃精油，古書記載龍柏樹有驅邪的功能。

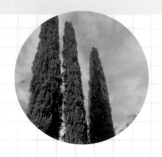
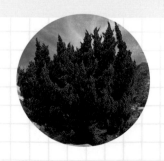

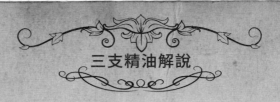

三支精油解說

**第一支**

這段時間表現出內斂的特質。通常你的生活或工作正在面臨一些變動、轉換改變，或是你正無法接受眼前發生的某些狀態。請觀察自己近期的情緒是否容易內縮、易被激怒。胸口是否感到有一些緊悶？是否感到內心有無限的懊悔，有著百感交集的憂愁與自我責備？如果被惹火，你的內心往往會有喋喋不休的怨言。表現在身體的狀態全身常常感覺到腫脹不適，尤其是在雙腳。

**第二支**

你的內在正在抗拒改變帶來的不舒服，內心也害怕離開舒適圈與同溫層。這個轉變過程所帶來的不確定性與不安全感，甚至會讓你有懦弱、害怕、對自己沒自信的行為，特別無法接受他人言語上的質疑挑戰。擔心與害怕耗損著你的精、氣、神，這是悲傷又是恐懼的情緒會讓人陷入其中，久久無法自拔，陷入無限迴圈，因而處於停滯不前的低潮狀態。

**第三支**

請你敞開心胸，打從心裡接受並迎接改變，如此一來便會最大程度地降低耗損的能量。絲柏精油會支持、保護你，協助你面對轉變時心理狀態帶來的不適，讓你平穩地接受面對接踵而來的改變，協助你學會放手，繼而能夠享受、並喜悅地接收改變的旅程，發現自己原來是這麼棒的一個人！

# 丁香花苞
## Clove Bud

丁香的英文名 clove 來自拉丁文 clavus 和法文 clou，亦即「釘子」之意，猶如丁香花苞的形狀。丁香也是著名的香料，花苞初生時為白色，之後轉綠，成熟後逐漸變紅。採收其他花朵多半趁花開正盛時，丁香花苞精油反而是在花苞初透紅色、花蕾綻放前摘下，經數日乾燥再蒸餾成精油。一般而言花朵精油含油量極低，丁香卻可高達 17%。

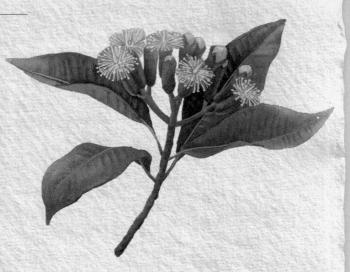

**拉丁學名**：*Eugenia caryophyllate*

**重要產地**：馬達加斯加，印尼

**萃取部位**：花朵（蒸餾）

**化學屬性**：酚類

**主要成分**：丁香酚（85%），乙酸丁香酯

**植物科別**：桃金孃科蒲桃屬

**氣味特質**：辛香的藥草加溫暖甜辣的香料味，讓人聯想起牙科診所消毒氣味。

**主要功能**：常用於口腔消毒及除臭。整體抗菌、抗病毒作用超強，有益於消化系統，可紓解脹氣，改善呼吸道感染及疾病、食物中毒、腹瀉。有鎮痛作用，可緩解牙痛、腹部絞痛、胃痛、經痛等疼痛。

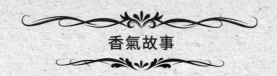

# 香氣故事

早在古希臘和羅馬時期，就有人以丁香水來漱口，防止口臭，或是緩解牙痛。歐洲中世紀聖賀德嘉修女書中曾記載，丁香可以讓受寒的人感到溫暖，讓發熱的人體溫下降。

在英國維多利亞女王時代，丁香被製成了「香包」作為傳道的禮物。人們會把乾燥的丁香花苞推入柑橘內製成天然的香囊，香味能持續一段時間，是非常討喜的聖誕裝飾小物，被稱為「呼喚幸福香氣的護身符」。

英國有一項傳統手作「香球」（pomander），是以丁香和橘子，手做成「丁香柑橘球」（Baubles），放在別緻的容器中。在嚴寒的冬季裡，所有做好的丁香柑橘球會吊掛在聖誕樹上，或是放在壁爐上。當爐中嗶嗶啵啵的木料燃起火光散發熱力的時候，家裡就會飄散著柑橘與丁香的香氛。在大雪紛飛、一片死寂的冬夜，不但能增添溫暖悅人的氣息，消除寒冬的冰冷與蕭瑟，吸附室內的負能量，更使人感受發自內心的溫暖、勇氣和信心，渾身充滿正向的力量。

在西藏，丁香花苞被稱為「神之花」，藏人視之為補充精力的聖品，不論製成香料或是藥材，都是西藏醫學中不可或缺的角色。

根據記載，在中國漢朝，大臣晉見皇帝之前還必須先咀嚼丁香來消除口中的異味，以示尊重。丁香具有溫暖脾胃、降逆胃氣、暖腎的效果，既能薰香，又能入菜，更是中藥材大軍的一員。

案例分享

　　芳齡三十、正值而立年華的喬喬，工作這幾年下來挫折很多，感覺夢想越來越遙遠，也不太在意身材。

　　她對生活、工作已經不抱期待，剛畢業時滿腔的熱血鬥志，慢慢地被現實消磨殆盡，只希望不犯錯、不丟工作，安穩過日字就好，性格不但越來越懶散，身心也很容易感到疲累。透過中醫調理，藥吃了 3、4 年，感覺不好不壞，想要停藥又覺得或許就要康復了，停掉很可惜，因此想看有什麼療法能幫助她不用再每天吃藥，若能維持健健康康的，就心滿意足了。

　　明明只有 30 歲，可是喬喬的身體、心境卻像老年人。她的四肢一年到頭都是冷冰冰的，看起來病懨懨，做什麼都完全提不起勁，全身常酸痛。最麻煩是秋冬季，常常疲憊到完全不想動，白天上班時注意力難以集中，還欲振乏力，所以主管也不敢交付重要的工作。

　　她的外型臉是蒼白的，全身有些虛浮腫脹，看得出來，身體的循環並不理想。她也很少對別人表露內心的真實感受，別人所說的話，喬喬幾乎是聽話照做居多。

　　幾次的療程下來，可以知道身心的不暢，讓她的注意力都放在自己身體上，也幾乎沒有精力再去顧及其它。看到喬喬滿臉疲怠還莫可奈何的模樣，於是在第四次療程前，我請她先抓周。

喬喬抓到的精油是**丁香花苞 – 檸檬 – 薰衣草**。我特地以丁香花苞為主配方調了 3% 按摩油，希望能先改善她身體的狀況。當次療程完成後，我還特別叮嚀，為了改善原本的體質，必須耐心配合居家使用塗在尾薦骨至少連續三個月以上，再加上每天持續嗅聞丁香花苞至少 10 分鐘。

　　我們再度有空見面已經是半年後的事情了。遞給我一份手做的小禮物後的喬喬歡喜地說：「老師！您看看我！經過這段時間的努力，我的手腳是不是暖暖的？現在是冬季，但我整個人，從手到腳都暖暖的耶！我是不是變得很不一樣了？同事已經不再取笑我，叫我樹懶了耶！」

　　開始變成有血有肉、有著生動表情的喬喬，開心地跟我分享這段時間的變化，不止是身體變舒服了，她變得生氣勃勃做事開始有幹勁、喜歡笑、喜歡參與同事間的聚會，連同事也都更願意與她共事！喬喬還說，她真的很喜歡丁香花苞的香氣，嗅聞起來甜甜的，很讓人開心，讓她整個人瞬間充電，活力滿滿！

　　我告訴喬喬：「丁香花苞可是在花苞初紅還未綻放的時候就被一起採收了，經過完整的蒸餾時間，才成了你眼前一瓶瓶的精油。別看這小小一罐，裡面可是蘊藏了無數丁香花苞的生命動力精華呀！每一朵都承載了滿滿蓄勢待發的生命能量，這樣充沛的爆發力，

當然能激發你的小宇宙，讓你的手腳循環變好，變成溫暖又氣色好看的美人兒啦！」

## 丁香花苞和丁香花是一樣的嗎？

丁香花苞（*Eugenia caryophyllus*）
桃金孃科蒲桃屬，又稱雞舌香，為熱帶植物，原產地在印度。為常用中藥，在東南亞會拿來當辛香料用。

丁香花（*Syringa*）
木犀科丁香屬植物，落葉灌木或小喬木，原產於中國。丁香花為丁香屬植物的統稱，有紫丁香、白花丁香、紅花丁香，屬於觀賞花卉，花色嬌豔，花香濃郁。

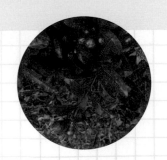

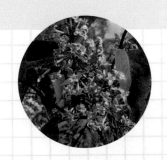

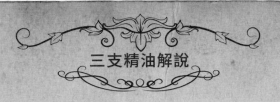

## 三支精油解說

**第一支**

原本是個充滿熱忱、有活力的人，最近這段時間卻開始陰霾滿天、抑鬱難解，懶散而沒有動力，感覺生活失去意義。原本自在的生活步調，如今都處在雜亂無章的狀態，因為重重束縛而無從發揮，感覺失去了舞台，也沒人注意到自己的存在，有不被看重的感受。觀察身體是否有任何發炎感染的情形？是否有頭痛、經痛、胃痛等疼痛狀況？四肢是否較冰冷？是否感覺身體疲憊、注意力不集中？

**第二支**

欠缺理出思緒的能力。因為過去的包袱與壓力，以至於自己的動力不足以支持到未來，因而容易被過去的思維定型或桎梏，傾向重複同樣熟悉的事，不敢嘗試新的事物，認為現在的表現就是極限，再怎麼努力也不會有更好的結果。害怕失敗，更擔心他人的評價，常常否定自己，獨自鬱鬱寡歡。

**第三支**

溫暖甜辣的丁香花苞，蘊含著強大的綻放、發散的能量，帶著充沛的爆發力，待時機到來，便能提供飽滿的支持力量。當生命開始有熱度，內心的某一角落被溫暖、放鬆下來，就能鬆動緊抓不放的事物，放掉莫名的執念，也能釋放所有引發的情緒，讓身心狀態穩定下來，自然而然的就能往前邁進了！

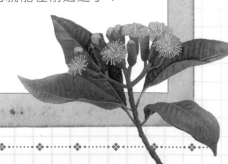

# 錫蘭肉桂
# Ceylon Cinnamon

原產於斯里蘭卡、馬達加斯加等地，為樟科肉桂屬植物。肉桂在西方世界中是最古老的香料之一，過去是高級的香料與食材香膏重要的來源。樹高可達 10 公尺，樹皮內層或枝條皆可提煉香料。在歐美，英文所稱 cinnamon 多指此類。

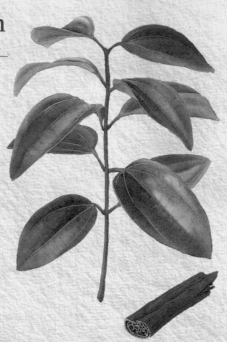

**拉丁學名**：*Cinnamon zeylanicum /Cinnamomum verum*

**重要產地**：錫蘭、印度、中南半島

**萃取部位**：分成桂皮、桂枝葉

**化學屬性**：芳香醛

**主要成分**：肉桂皮的肉桂醛含量較高，肉桂葉含量是丁香酚為主

**植物科別**：樟科肉桂屬

**氣味特質**：辛辣、溫暖、像香料般的氣味

**主要功能**：具有優異的抗感染效果，也是腸胃系統的強效滋補劑。常用來改善關節疼痛、血液循環不良、手腳冰冷、風濕病等症狀。

　　古希臘神話裡，天堂樂園的大門是由肉桂木製成。時人相信進入天堂首先聞到的就是肉桂的香氣，所以敬奉肉桂，諸神歡喜。

　　古羅馬人則稱心愛的人為「我的肉桂」。羅馬皇帝尼祿在盛怒下誤將愛妻踹死後，為表達懺悔與愛意，下令羅馬城繳出全年的肉桂總庫存來為愛妻陪葬，堪稱「你是我的肉桂」極致奢華的表現。

　　傳說肉桂是鳳凰鳥巢和火葬不可或缺的成分，也是鳳凰復活的關鍵。神話中的火鳳凰，會收集肉桂、沒藥與印度甘松香，放在鳥巢。當牠呼出最後一口氣，會燃起神奇之火，讓鳳凰浴火重生。如果沒有肉桂，鳳凰便不能重生，將會永遠地死去。

## 錫蘭肉桂與中國肉桂有什麼不同？

錫蘭肉桂
（ *Cinnamon zeylanicum* ）

盛產於斯里蘭卡、馬達加斯加。錫蘭肉桂皮的肉桂醛相較中國肉桂比較低，芳香分子比例較豐富，香甜中帶有花香，氣味也較有層次，是歐美咖啡與甜點常使用的肉桂粉之原料。

中國肉桂
（ *Cinnamomum cassia* ）

也就是中醫講的桂枝、桂皮，盛產於中國、越南。中國肉桂的肉桂醛較高，甜美中帶有熱辣辛香，是製作五香粉的原料。

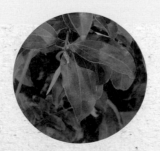
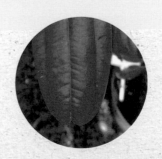

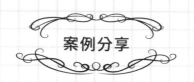

案例分享

　　第一次見到紹子還挺尷尬的。在女友小梅的半強迫下，他雙手環胸、不悅地坐了下來，回話簡短，陰沉著臉，明顯拒人於千里之外。一旁乾著急的小梅卻莫可奈何。

　　冷冰冰的紹子有個堅硬得連他自己都感到不適的硬殼，經過三次舒緩偏頭痛、肩頸緊繃、痠痛的療程，執念緊箍的痛處終於鬆動、變得柔軟，他難得開口表達身體的不適改善了不少，想繼續療程的心意。我打蛇隨棍上，建議他加上抓周調油一併使用，沒想到面無表情的紹子毫不遲疑地同意了。

　　他抽到的是**永久花 – 錫南肉桂 – 沉香醇百里香**，斟酌狀況後，我調好油讓他帶回，叮囑他塗在心輪，且一定要天天使用，並觀察使用後的身心變化。

　　離開前，我順道向他問起小梅的近況。他遲疑了好一會兒，才答道：「還好吧！她對我有些不滿與怨言，但就這樣吧！能在一起就在一起，不能的話就算了！世間上原本就沒有永久的情感，更沒有不散的宴席，遲早都要散伙！愛不愛不到最後，誰知道？」抬起頭來看著我的紹子說：「我說的雖然不好聽，但都是事實！」

　　「你說的沒錯，但，也不算完全對。花好月圓不是人間常態，但我能感受到小梅對你發自肺腑的關心與真情。」

八個月後，紹子再來做療程，他告訴我，小梅曾和他大吵一架，把心底所有積壓的不滿與委屈全都倒出來了。她抱怨紹子的封閉、冷淡、從不說出心裡話、控制慾越來越強，再這樣下去，彼此的感情就要走到盡頭了。小梅又悲又怒的質問男友心裡到底是怎麼想的？是不是已經不愛了，所以才根本不在意？

　　「你遲早都會離開我！在不在意又如何？結果都是一樣的！」

　　「這是誰給你的答案？你問過我嗎？就算全世界的人背棄你，難道我不是一直陪在你身邊？這兩年來，我傾盡心力的付出，你看不見嗎？你心裡有任何想法的時候，有想過跟我聊嗎？除了生悶氣，搞自閉，限制一堆，你有多久沒有主動跟我聊？」小梅說話向來都是輕聲細語的，當下，紹子真是被吼得啞口無言，冷靜下來後，所有的火氣、悶氣全沒了。

　　這是紹子第一次意識到，女友是真心實意地愛著自己的。這段時間因為沉浸在被人背叛的不甘、雙親離世的痛苦與兄弟反目的刺痛，竟然沒發現這盞溫柔可人的燈火，多年來一直在暗夜裡守護著他。

　　我微笑地點點頭，陪伴是最長情的告白，一切盡在不言中。

　　眼神有光的紹子接著問：「老師！這幾個月來，我的確感受到

一些不一樣，原來暖不起來的心好像有股細微的電流穿過，就像是有什麼東西要破繭而出一樣，是因為塗這些油的緣故嗎？

　　那瓶油，我特別地喜歡，就像冬天裡喝到香濃的巧克力，讓人溫暖、舒服又愉悅。 以前我老覺得心窩空空的，胸口像壓著大石頭般，對很多事漠不關心，對人防衛心強，但這一個月明顯覺得自己心頭暖暖的。」

　　「這瓶油是以你抽到的三種精油來調配的。永久花代表內心有說不清、道不明的千千結，需要被好好地療癒。錫蘭肉桂告訴我，冷漠只是你的保護色，你的內心真正渴望的是安全感；肉桂可以天天溫熱你的身心，提供破冰的契機。至於沉香醇百里香，則是協助你看清不足和缺乏的部分，給予支持，協助你突破現況，學習重新建立面對問題的勇氣。

　　精油雖然無語，但它會用正向的能量影響你，這就是一定要天天塗抹的原因。每天消融一點點，生命就會如春回大地一般再度活絡起來。過去種種雖有遺憾，患難中卻能見真情，你真是幸福。祝福你，一如浴火重生的鳳凰，人生必定能成就另一番風景。」

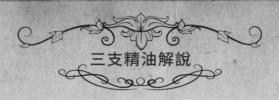

## 三支精油解說

**第一支**

這段時間給人彬彬有禮的印象，但其實在內心築起層層的防護牆，處於冷漠退縮、自我封閉的狀態，不願意有任何的變動，還想把所有的事情都納入掌控。觀察自己是否常獨來獨往、沉浸在自己的世界裡，離群索居且感覺憂鬱？觀察免疫力是否變差，易有呼吸道的狀況，甚至感冒、頭痛？觀察自己是否常胃寒、胃痛，有四肢冰冷的症狀？

**第二支**

缺乏活力與歸屬感，生活充滿矛盾感。你可能暫時無法適應現在的局勢，覺得被孤立於這世界。儘管不是很願意跟他人有過多的交集，內心卻仍然渴望被人理解，也很害怕再次受傷而失去與外界連結的動力。內心兩股矛盾力量相互糾纏，造就冷漠的外表，實際上卻是極度沒有安全感。

**第三支**

在肉桂精油溫暖熱情的陪伴下，你將會學習勇敢放開過去枷鎖，走出包覆自我的厚實防火牆，如此一來才能領略真實的人生滋味。融化停滯的情緒，重新燃起熱情，會讓你逐漸的蛻變，擁有更大的胸懷擁抱自己，也擁抱全世界，就如浴火重生的鳳凰獲得新生，重拾人生樂趣，再次感受到生命的愛與活力。

# 野馬鬱蘭
## Oregano

又稱爲牛至或奧勒岡。英文名的意思是「山的歡樂」，來自古希臘語 ὄρος（oros，意爲山）和 γάνος（ganos，意爲喜悅）。起源於地中海地區，具有很強的適應性，現在遍布歐洲、美洲。全株只有 90 公分高，有毛茸茸、堅硬的莖部，橢圓形的葉子，花朵爲紫色或粉紅色，全株都具有濃烈的香氣。

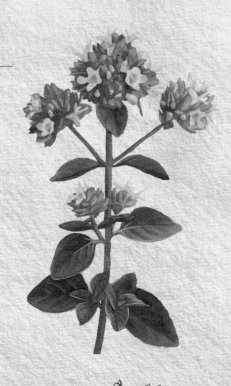

**拉丁學名**：*Origanum vulgare*

**重要產地**：西班牙、土耳其

**萃取部位**：全株藥草（蒸餾）

**化學屬性**：酚類

**主要成分**：香荊芥酚、百里酚、對傘花烴

**植物科別**：唇形科牛至屬

**氣味特質**：較嗆的藥草味

**主要功能**：有益於呼吸系統發炎，抗感染、抗病毒作用強，可提升免疫力、消除疲勞。

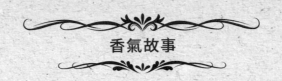

古羅馬人認為，意為「山中喜悅」的野馬鬱蘭，是掌管愛與美的女神維納斯為治癒兒子丘比特的箭傷所創造出來的，為敬奉女神的神聖香草。他們相信，維納斯將自身的體香融入，才使得野馬鬱蘭變得如此甜美而辛辣。

所以，在古希臘與羅馬的記載中，人們常用其枝葉編織成花環，戴在情人頭上來表達心中的愛慕；新娘在婚禮上也會佩戴野馬鬱蘭花環，代表幸福與快樂。他們還會將花環懸掛在墓碑上，祝願往生者能如生前一樣的快樂，或是放進逝者墳墓中，表示以充滿愛與美好的心情來送別，日常生活中更會栽種在院落裡驅邪除晦。幾乎所有古希臘羅馬的草藥配方裡，都會出現野馬鬱蘭。甚至，人們喜歡在長了牛至的草地牧牛，認為牛吃了牛至草以後會長的更好。

古埃及人的用法較務實，他們特別推崇野馬鬱蘭的消毒及促進傷口癒合的功效，因此常用來泡澡、當作天然防腐劑，廣泛用於儲藏物品或製作木乃伊上。

中古世紀時的歐洲人則篤信野馬鬱蘭的香味可以避邪，他們會把枝條懸掛在窗口或是大門上，避免遭受厄運的侵擾。到了文藝復興時期，除了驅除厄運，還會用來預防和治療感冒。自英國喬治一世開始，野馬鬱蘭已被廣泛的使用在各式美食當中，成為名符其實的香料王子。氣味濃郁的小碎葉是意大利披薩上的常客，所以又稱「披薩草」。

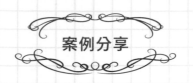

　　群群是個職業婦女，在疫情失控蔓延時期，她的不安全感簡直到了草木皆兵的地步。這天才做完療程，本該舒適放鬆的她，竟又喋喋不休地訴說她對七歲的女兒染疫的擔憂。如果語言的寬慰無效，那麼植物的力量正好，我於是建議群群嘗試抓周。她抽到的是**丁香花苞－野馬癒蘭－月桂**。

　　看到這三隻精油，我忍不住讚嘆：「精油也太善解人意了！真的是好懂你的心呀！第一支精油**丁香花苞**正是提醒你，讓自己處於混亂、擔憂的狀態，已經造成身心疲憊，要留意身體是否有免疫力下降、發炎感染的情形；第二支**野馬鬱蘭**代表你的戰鬥力都被磨光了、充滿了無力感；第三支**月桂**則是要你抱持著正向的信念，面對壓力時，以沉穩的耐性與毅力，專注於身心，努力到最後。」

　　我幫群群調了 3% 的油和酒精噴霧，除了請她回想以上描述是否對應到此時的身心狀況，並叮嚀她安下心來，注意自己免疫力的狀況。這三隻精油可以增加身體免疫力的防護，心理上也能支持幫助。

　　二週後我接到群群的訊息，先生、女兒安然無恙，是她自己確診 Covid-19。慌亂的群群問我，除了遵守醫囑外，芳療上她還可以怎麼做，來增進空間的清淨力還有自體的防禦力呢？

　　我思考了一下，建議群群在自己隔離的空間都使用抓周所抽到

的精油，以 10% 的酒精噴霧劑來清潔空間，用 5% 按摩油來塗抹淋巴區，增加自己的免疫力。這段時間還可以多多飲用迷迭香加上甜肉桂的純露，多喝水、補充維生素。

為了讓群群安心，我還特地傳了一篇文章讓她瞭解。根據《整體初級保健期刊》（Holistic Primar Care）2009 年曾經發表的體外實驗發現，普通冠狀病毒接觸到野馬鬱蘭精油約 20 分鐘後，病毒會從每毫升 5 百萬個病毒顆粒，降到每毫升 167 個病毒顆粒。

「你上回抽到的三支精油，都是染疫時對妳能有所幫助的，是不是很共時？很奇妙？香草植物是我們人類的好夥伴，用它與生俱來的潛能與我們協同作戰，你會很快痊癒的。」

群群聽完後安心許多，她非常認真地執行，在自行隔離的空間，完全不放過每一個小細節。她也要求先生、女兒在這七天裡，家裡其他空間都要確切執行。多了這層來自天然且氣味清雅的消毒防護，讓人感覺舒暢，因此群群的先生和女兒也很樂意遵守。

閉關一個禮拜後，篩檢出陰性反應的群群終於鬆了一口氣，來電報了平安。群群告訴我，除了第一天發高燒比較不舒服以外，第二天就回穩了，所以並未服用退燒藥物，恢復狀況算不錯，就是感覺比較虛弱。尤其精油防護好聞又舒壓，原本的沉重、低迷氛圍，

精油噴霧一噴，好像打了一劑強心針！閉關這七天，家中三人互相打氣，群群也請先生和女兒放下擔心，並請他們也要保護好自己。

就這樣，我一直留心著群群的癒後狀況，追蹤了大約兩個多月的時間，目前恢復身心狀況如常，跟生病之前沒什麼兩樣。

這些在地球上默然挺立的花草樹木，雖然無語，卻一直用它的生存實戰所獲得生命智慧嘉惠著我們，多麼感恩呀！身逢前所未有的全球病毒大浩劫，野馬鬱蘭以及眾多的植物以它們身經百戰的鎧甲默默地守護著人類，也守護著所有的知音。

## 野馬鬱蘭與甜馬鬱蘭有什麼差別？

兩者都是唇形科牛至屬。

**野馬鬱蘭（*Origanum vulgare*）**
葉片比甜馬鬱蘭大又圓，聞起來是辣辣的藥草味，為義大利料理超愛用的香草香料。

**甜馬鬱蘭（*Origanum majorana*）**
又稱馬喬蘭，葉片比較小，香氣甜美，5-6月會開白色小花，常被當盆栽。

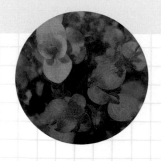

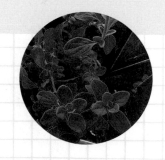

**野馬鬱蘭 Oregano**

**第一支**

這段時間展現爽朗、個性鮮明的特質。因為對事情的喜惡過度極端，完全沒有彈性，造成對很多事情無法處理，搞得暈頭轉向，對生活感到無力、厭煩，覺得自己很無能。可以觀察一下身體是不是常有呼吸道發炎、暴飲暴食、免疫力下降或其他感染的傾向？

**第二支**

缺乏熱情與戰鬥力，充滿無力感。你對生活失去動力，不知如何突破現況，也對改變現狀感到無力，感覺所有的事情變動太大，呈現失序狀態，自己絲毫沒有辦法去掌控，熱誠因而漸漸消失，負面情緒不停堆疊。什麼事都不想做，怎麼休息都還是覺得疲憊。

**第三支**

野馬鬱蘭具有強勁鮮明穿透力的藥草氣息，能夠在霎那間帶來一股提振正面情緒的能量。它也能協助你學習正面思考，讓自己多點彈性與可能性，如此一來就能振奮心靈，產生衝勁，讓自己有野火燒不盡、春風吹又生的戰鬥力。當續航力增加，只要堅持下去，就能往自己的目標前進！

# 沉香醇百里香
## Thyme CT Linalol

又名麝香草，英文名源自希臘文的 Thumos，是香味的意思，曾有吟遊詩人歌頌形容百里香的香氣猶如破曉的天堂，可見它多麼芳香襲人。原產自於地中海沿岸，既是藥草植物也可作為香料，喜歡乾燥涼爽的環境，陽光充足，排水良好，香氣才會濃郁。

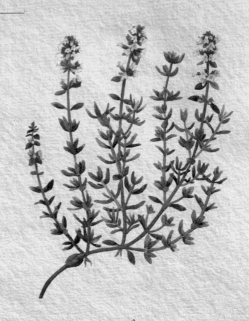

**拉丁學名**：*Thymus vulgaris*

**重要產地**：法國

**萃取部位**：全株藥草（蒸餾）

**化學屬性**：單萜醇

**主要成分**：沉香醇 70~75%，酯 5~16%

**植物科別**：唇形科百里香屬

**氣味特質**：淡淡消毒水味，帶一點點檸檬的香甜氣味。

**主要功能**：具有抗菌抗病毒的功效，可增強免疫機能，處理因感冒引起的呼吸道問題，幫助黏膜修復，並提振因生病而低落的情緒。如果是生殖泌尿道有感染和搔癢的情況，可使用坐浴法或以純露做成噴霧噴於患部使用。

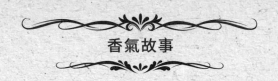

# 香氣故事

在希臘神話故事中，百里香為海倫的眼淚。

傾國傾城的海倫是天神宙斯和斯巴達王后麗妲所生的女兒。斯巴達國王廷達柔斯為了避免王公貴族爭奪容貌絕美的海倫而引發戰爭，將她嫁給了伊利斯國的王子墨涅拉奧斯，後來成為新任的斯巴達國王，海倫則成為王后。

然而特洛伊的王子帕里斯到訪斯巴達，對親自接待的海倫王后一見鍾情，海倫也被英俊帥氣的帕里斯所深深吸引，情投意合的兩人就相約逃往特洛伊，繼而引發了長達十年的特洛伊戰爭。

當特洛伊戰敗、帕里斯戰死之際，海倫晶瑩的淚水落地化成了芬芳的百里香，原本頹敗無望的特洛伊戰士竟然瞬間心神大振、勇氣倍增，誓死守護海倫。縱使大名鼎鼎易守難攻的特洛伊城終究被摧毀到只剩廢墟，自此百里香的勇氣傳奇就為人傳頌著。

後來羅馬戰士上戰場前以百里香所泡的水來沐浴，便是希望能為自己帶來勇氣。中古世紀的十字軍東征，女子為情人或丈夫送行時，也會在心愛的騎士戰袍上或手帕上縫繡百里香圖案，祝福平安，甚至會送上一枝百里香，祈求上蒼賜予勇氣。

如今，「勇敢、高貴」便成為百里香的花語。

## 案例分享

　　每次與好友媛媛相見，總會讓我想起芳香撲鼻的百里香。如同山間雅士般謙遜、永不言敗的她，用一生的時間踏實築夢。她樂觀奮鬥的歷程，簡直就是百里香的最佳代言人。

　　二十多年前，身居高管的媛媛，毫不留戀可呼風喚雨、薪資又優渥的工作，遞了辭呈，捲起袖口，開始創立夢寐以求的事業。那時的我也剛離開醫院中穩定的工作，戰戰兢兢地開啟自己的創業之路，彼此有很多共鳴點，她說的每一句甘苦談、每一滴淚水，我都深刻體會。我太能理解單憑信念與熱情，一路摸爬滾打的媛媛，這一路有多辛苦，當時孤注一擲、披荊斬棘的她有多不安。

　　媛媛初期創業極不順利。某次聚會，我看到好友被恐懼與不安占滿而心煩意亂，就建議她試試香氣抓周，看看能否從植物的力量獲得支持。

　　她抓到的是**百里香**。

　　媛媛的身軀嬌小，卻有滿滿的爆發力，就好像百里香這群身姿細小卻毫不服輸的勇士，不論何時，永不氣餒。我告訴她：「你一定可以想到辦法突破困難的，毋需妄自菲薄。」

　　媛媛還不習慣精油，於是問我飲用百里香茶是否也有同樣效果。我鼓勵她可以自己栽培、沖泡，沒想到，她就這樣與百里香結下了

不解之緣。

　　之後的短暫成功、挫敗，再一路向前衝刺，不給自己留餘地的媛媛兩度破產，讓她終於暫時停了下來。她開始有很多的時間去回想、去思考，究竟犯了哪些致命的錯誤。而此時百里香已經是她生命中很重要的陪伴支持力量。

　　「你知道嗎？百里香的葉片很細碎、很不起眼，但它氣息卻一直告訴你『我在！我一直在！不管我站在什麼位置上，我都能來到想去的地方！』我後來終於能理解，為什麼古羅馬人上戰場前會在澡堂裡浸泡百里香浴，因為渾身泡在充電寶裡，你怎麼可能沒有生出勇氣？」媛媛風趣的描述讓我們兩人都笑了出來。

　　命運之神是公平的。深耕多年的媛媛，憑藉著紮實的根基，如今事業已發展出開闊的面向。窗台、房門前、庭園，身邊隨處都有百里香蹤影的媛媛，喜歡在閒暇的時候，聞聞百里香的氣息、也順道剪葉泡茶。她經常與好友、客戶分享她的良師益友百里香的故事：「兩度重創，加上三次的重啟爐灶，真不是普通的折磨。在這二十多年的創業路上，我有無數次耗盡心神、走投無路的窘境，每當我身處絕境，無比擔慮、感覺前途一片迷茫的時候，感謝百里香總是我能量最佳的補給站。它永遠是最懂我，為我加滿勇氣，讓我滿血復活，並為我帶來曙光的天使！」

「我從不後悔離開舒適圈，做了一個夢想版的自己！我期許自己，就如同百里香一樣，就算任何困局、險境當前，都能不忘初心，都能拿出智慧與勇氣面對挑戰，堅定前行。」

她真心地期盼也祝福大家都能體驗、也獲益於百里香無比正向的力量。

## 百里香和七里香有關係嗎？

七里香（*Murraya paniculata*）
芸香科月橘屬，為台灣原生植物，花香宜人，常綠灌木或小喬木，常被當成庭院的圍籬樹種。

百里香（*Thymus vulgaris*）
唇形科百里香屬，是西方歷史悠久的香料、藥草植物，烹飪常用香料，味道辛香，用來加在燉肉、蛋或湯中，還能蒸餾精油。

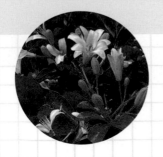
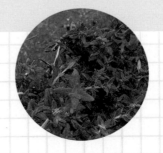

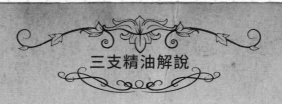

## 三支精油解說

**第一支**

這段時間你展現出性情率直、體貼、外剛內柔的特質，但內心可能有些狀況發生，讓你遇事總是在忍耐，開始自我懷疑，變得軟弱、缺乏自信，或覺得心中委屈，導致身心疲憊不堪，面對事情常常提不起勁，意志消沉。請特別注意身體是不是有些免疫力下降或是快感冒的症狀？

**第二支**

缺乏面對的勇氣。此時此刻的你，不管是在身體或心理上都處於疲憊倦怠的狀態，有不想面對或逃避的事情，甚至覺得恐懼。若再持續下去無法改善的話，只會讓情緒陷於低迷的負面循環，也會更看不清楚自己的不足與弱點。需要鼓舞自己，也需要正視自己無能為力的現狀，慢慢重新建立起信心，繼而鼓足勇氣展開新的學習。

**第三支**

沉香醇百里香葉子雖小，卻有著強大、清新的氣味，象徵著滿滿的活力能量。充滿正向力量、總能鼓舞人心的百里香，能幫助你學習面對問題，讓你看清自己的不足和缺陷，並給予全然的支持，使你的信念增強，能夠提起勇氣突破現況、開啟自我，將自己帶往嶄新的方向，除了讓你安然度過挫折與困頓，也提供源源不絕的活力讓自己重新啟動、繼續前進。

沉香醇百里香 Thyme CT Linalol

# 大馬士革玫瑰
# Rose

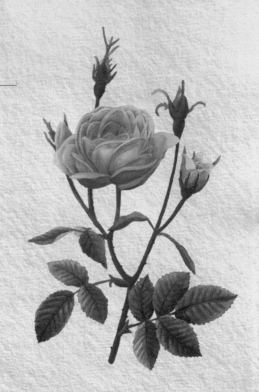

玫瑰爲叢生灌木植物，英文名 Rosa 源於希臘文 roden，意爲「紅色的」。全球玫瑰品種多達幾千種，大馬士革玫瑰可說是最優質的一種，最早出現在今伊朗伊斯法罕省卡尙地區，後傳入敍利亞。目前品質最好的玫瑰精油來自保加利亞的玫瑰山谷，獨特的氣候、土壤和地理環境，造就了得天獨厚的生長環境。

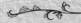 

**拉丁學名**：*Rosa Damascena*

**重要產地**：保加利亞、土耳其

**萃取部位**：花朵（蒸餾）

**化學屬性**：單萜醇

**主要成分**：硪牛兒醇、苯乙醇、橙花醇、香茅醇

**植物科別**：薔薇科薔薇屬

**氣味特質**：濃郁的玫瑰香味，稀釋後才有玫瑰的清香。

**主要功能**：強化子宮卵巢功能，對老化乾燥的肌膚有極佳的回春作用，對於過敏發炎的皮膚也有極佳修復和收縮微血管的效果。

# 香氣故事

　　玫瑰在希臘神話中是愛與美的象徵。相傳玫瑰是由花神所創造。花神擁有一顆鍾愛的種子，請求諸神祝福。愛神賜予它瑰麗的樣貌；四季之神賜予它芬芳；酒神灑了瓊漿，讓玫瑰擁有令人迷醉的花蜜；美惠三女神賜予魅力、聰明與歡樂；太陽神阿波羅則是將熱力與光耀照亮了含苞的蓓蕾，嬌滴滴的玫瑰從此誕生，受封為花中之后。

　　古羅馬時代，玫瑰所代表的是愛和貞潔。若將玫瑰花環上的小花瓣撒入酒內，飲下這種酒就表示對撒花瓣者的信任。起初，羅馬帝國統帥安東尼對埃及艷后懷有戒心，因此讓侍者先嚐遍宴席上所有的美酒佳餚。聰明的女王遂密令隨侍將她頂戴的玫瑰花環撒滿劇毒。當安東尼酒酣耳熱之際，情不自禁地對女王表露愛意，並取下玫瑰花環上的花瓣撒入杯中，舉杯欲飲，女王這時一把奪下酒杯，下令俘虜代飲。俘虜當場毒發身亡。艷后接著深情款款地表達愛與忠誠，瞬間征服了安東尼。

　　在古印度，玫瑰則是最受歡迎的貢花，代表美和幸福的女神拉克什米，就是誕生於 108 片大花瓣、1008 片小花瓣的玫瑰花蕾中。古代的律法甚至允許向皇帝敬獻玫瑰的人可以懇求一個願望。

　　綜觀每個民族流傳的玫瑰故事，真是應驗了莎士比亞的名言：「玫瑰，即使換了一個名字，她，也依然不減芬芳」。

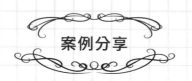

## 案例分享

　　莉莉是個嚴厲的虎媽。在生活、學業各方面,她都不准女兒小魚打馬虎眼,要求絕對的優秀!女兒的表現的確讓她很欣慰,從小到大表現都是名列前茅,對於莉莉也少有違逆的態度。

　　但女兒升上高中後,變得越來越安靜、冷漠。已經整整三年,小魚不曾正視莉莉,或跟她說上一句話。現在在家就只跟爸爸說話,只要莉莉一湊過去,她就立刻走避,回房間去了。

　　傷心又憤怒的莉莉詢問女兒為何如此對她?小魚總是沉默不語,默默走開。先生也常提醒她放下尖銳的態度,好好瞭解女兒的感受、想法,才能再回復從前親密的母女關係。莉莉試過,但每一次都在失控的怒吼中目送女兒沉默離去的背影。

　　如今考上大學的小魚跟爸爸說要搬出去住,莉莉突然意識到自己真的要失去女兒了。她想知道,有什麼方法可以打破這樣的僵局?

　　我思考了一下,讓莉莉抓周,只抓一支重要的精油。抓到玫瑰的莉莉一臉愕然的看著我。

　　玫瑰與愛的議題相關,而面向小至人際關係,大至社群關係,愛都是居中協調賦予人價值與滿足感的重要元素。玫瑰精油是修護各種愛的關係的個中高手。我建議莉莉運用玫瑰精油擴香好好的修

復與呵護母女關係，只是冰凍三尺非一日之寒，三年的零互動，要發生轉變可不是一朝一夕就能完成的事情，得耐下性子來。

大約半年後，我接到莉莉激動到哭泣的來電：「今天我和先生吃早餐時，小魚竟然走到餐桌拿起吐司吃了幾口。這是小魚這三年來第一次走到餐桌！她已經整整三年不吃我做的早餐了！」小魚雖然表現出不在乎的樣子，也沒說話，甚至還有點彆扭，但是莉莉知道，她女兒的心慢慢地回來了。

原來，因為女兒習慣會與爸爸看一會兒新聞，莉莉於是跟先生商量晚上在客廳裡擴香。後來小魚考上大學，先生跟女兒表示想送她玫瑰擴香和保養品，讓她有好人緣、好心情。女兒雖然驚訝爸爸突然新潮了起來，卻很開心。從此，莉莉家玫瑰薰香療癒之旅開啟了，就這樣半年過去，莉莉和女兒都在玫瑰的薰陶中改變了。

「老師！我真覺得玫瑰很貴，但這錢花得真是太太值得了！最近我和先生終於有機會徹夜長談。這三年來，我一直以為只有我憤怒難熬，原來，先生也不好過。原該親愛的一家人，卻比陌生人還疏離，讓他痛苦難當；對我的壞脾氣，他也充滿了無力感。每當我在他面前抱怨時，他總安慰不要急，其實他內心已經感到絕望，只是為了體恤我的感受，所以不再多說，也因此，每次想跟先生多說點事的時

候，他總說他累了，不願多談，連帶影響了夫妻關係。

不過這半年來玫瑰精油的薰陶，不只讓我和女兒的關係開始改善，連夫妻間越來越淡薄的情份也增溫不少。玫瑰精油真的可以修復各種愛的關係！

經過那次的長談，我才意識到與先生的關係如此岌岌可危卻不自知，我對小魚的愛是多麼的霸道與自以為是，才會讓她痛苦到喘不過氣來，而用這樣方式對我。是我把所有的人推到煉獄裡，讓他們那麼痛苦。雖然現在只有小小的改變但我知道該如何去做。」

「愛！永遠不嫌遲，永遠不嫌多，我相信你們一家人感情一定會越來越好，彼此相處會越來越融洽！」淚眼婆娑的莉莉和鼻子發酸的我在感動蔓延的微笑中，互相祝福。

## 玫瑰與薔薇怎麼分辨呢？

二者都是薔薇科薔薇屬。

玫瑰（*Rosa rugosa*）

直立灌木，花朵較大，香氣較濃，單花頂生，也有1至3朵簇生，花柄較短，葉片較厚，枝幹較粗，密生針狀細刺，果實磚紅色。依據品種可觀花、可入藥、萃取精油。

薔薇（*Rosa multiflora*）

攀緣灌木，花朵嬌小，花香較清淡，通常6至7朵簇生。葉緣會有小鋸齒，刺枝條細長，刺大。果實橙色。花朵的顏色豐富，常見於路邊亦或是籬笆小院的牆面。

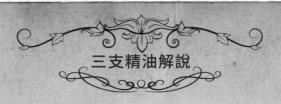
三支精油解說

**第一支**

你喜歡與人相處，看起來也相當有自信，但其實內心卻很渴望被關心被關愛，會用討好、配合、附和的方式來隱藏心中的感受與想法，卻還是常常在關係中感到受傷。可以觀察自己是否有活力下降或是免疫力下降的狀況，內分泌是否有失衡？生殖系統有沒有受到影響？

**第二支**

目前的你缺乏愛與自信，因為無法接受、不敢面對現實，所以選擇逃避。由於提出的需求總是被忽略或否定，為了適應就開始壓抑、隔離自我，在內心築起防衛的高牆，長期下來，常常感到寂寞孤獨，安全感低落，凡事皆小心翼翼。當這種不被愛的感覺逐漸內化，最後便會覺得自己是一個不值得得到愛的人。

**第三支**

在晨曦初露之時，以敞開的姿態全然綻放的淡粉紅色大馬士革玫瑰，是最美麗的。這也象徵著你可以敞開心胸，讓愛成為一切事物的基礎，重新學習如何找回愛與被愛的能力，繼而修復曾經受傷而帶來的絕望，培養自我認同與信任，讓你的所愛知道你的愛。當你學會如何去愛，就能夠喚醒對愛的記憶，重拾生活中幸福的感受。

# 玫瑰天竺葵
## Rose geranium

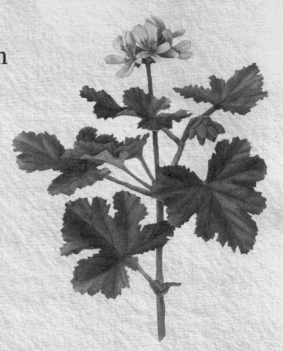

天竺葵原產於南非，因氣味與玫瑰香氣有幾分相似，價格親民，因此有「精油王妃」、「平民的玫瑰」之稱，相當受到歡迎。玫瑰天竺葵極易栽培種植，建議可放在家門口，一進門搖一搖，濃郁的花香便會撲鼻而來，不但使心情愉悅，又可防蚊。

**拉丁學名：** *Pelargonium roseum*

**重要產地：** 南非、中國

**萃取部位：** 葉子（蒸餾）

**化學屬性：** 單萜醇

**主要成分：** 香茅醇，牻牛兒醇

**植物科別：** 牻牛兒科天竺葵屬

**氣味特質：** 融合著淡淡的甜美花香與清新的草本氣味。

**主要功能：** 為全方位平衡小幫手，適合各種皮膚狀況，也能促進循環和免疫力，並影響腎上腺皮質分泌，調整女性荷爾蒙，改善經前症候群、更年期諸多不適。

　　據傳伊斯蘭教創始人穆罕默德曾在逃亡路上疲憊地倒在河邊睡着了，待他醒來，發現被一片美麗鮮豔的粉紅色花海所包圍，鮮花散發出濃郁宜人的香味，讓他所有的疲憊瞬間一掃而空。這些花兒就是天竺葵，是上天為撫慰穆罕默德落寞的心而盛開的花。

　　十六世紀荷蘭人發現南非土著受傷時會使用天竺葵的葉子當傷口敷料，不僅避免傷口感染，還可加速癒合，因此帶回荷蘭萊頓植物園栽培。1631 年，英國園藝家約翰‧查德斯肯特（John Tradescant）將之引進英格蘭，伴隨大英帝國的崛起，天竺葵自此飄香全世界。

　　玫瑰天竺葵也帶著一些神奇又浪漫的意義。古英格蘭人相信蛇遇到天竺葵盛開處會特別繞路。天竺葵也一直被認為可以驅魔避邪。歐洲人更相信在窗台前種植些天竺葵，除了能夠驅蚊，還能將惡魔以及讓不好的事物阻擋在外。

## 玫瑰天竺葵和波旁天竺葵有什麼不同？

兩者外形、特徵、生長習性幾乎相同，只有香氣、成分組成不同。

**波旁天竺葵**
（*Pelargonium x asperum*）
原生地在南歐的波旁（法國屬地，後更名為留尼旺島）。牻牛兒醇與香茅醇比例差不多，氣味為豐富多層次的青草調揉合玫瑰花香，很受香水工業的歡迎。

**玫瑰天竺葵**
（*Pelargonium roseum*）
香茅醇比例較高，牻牛兒醇比例略低，融合出似玫瑰般的花香調，氣味更為甜美飽滿，價格卻平易近人。

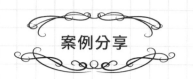

## 案例分享

謝雨是一名工程師,衣著打扮精緻,舉止溫和優雅。某次療程中,他曾給了很多場地陳列方面的建議。雖然很感激他的建言,但考慮到工作上的需要與便利性,我並未做任何改動。結果再度上門的謝雨對此相當不悅,重申空間展示太隨性,不夠精緻,氣氛也有不足,見我並未迎合,在療程中話變得更少了。

再次接到他的預約,我決定買一束鮮花擺放。這次,謝雨一進門便心花怒放,對於空間品味有所提升感到相當滿意。我趁勢轉移話題,詢問他最近在工作上是否有什麼特別的經驗可以分享。

「不論在工作或生活上,我都很願意分享經驗,時常會給與建議。」

「大家都能接受嗎?他們會不會覺得有點壓力呀?」

「人生本來就是要有所追求,做事本來就是要盡善盡美,就算有壓力,不都是應該的嗎?」

然而療程結束後,謝雨突然提起:「有同事跟我說過,我在生活各方面的要求標準高,相處起來有時會很緊張、很有壓力。我也察覺,有些人跟我接觸時會盡量長話短說。」

「那你在乎嗎?」

「我雖然在乎,但壓力是進步動力。再說人生在世,誰沒壓力。」

其實此時我的內心壓力滿檔呀！

謝雨來做療程已經持續五個月了，我思考如何讓個案更深入看見自己，決定讓他體驗香氣抓周。他抽到的是**綠花白千層 – 玫瑰天竺葵 – 純正薰衣草**。

我望著謝雨反覆琢磨的表情，微笑地解釋：「**綠花白千層**代表這段時間的你常用理性的角度看事情，但過度思慮的你是否常被層出不窮的問題壓得喘不過氣，總是陷於糾結的情緒？**玫瑰天竺葵**表示此時的你內心是很有壓力的，源自過度追求完美。你時常把自己繃得很緊，造成身心無法平衡。你不想讓人擔心，實際上內心經常是不開心、對一切不滿意，甚至還因為焦躁不安而睡不好。由於經常不小心就進入批評模式，人際關係也充滿壓力。**純正薰衣草**則告訴我們，現在的你應該覺察內在的需要，學習如何調節付出與回饋之間的平衡。」

聽完，謝雨聞著精油，沉默良久才回應：「怎麼感覺自己的人設好像很討人厭？這三支精油我只喜歡玫瑰天竺葵的氣味。」

「抓周是一種諮詢工具，讓我們可以更認識當下的自己，所抓到的精油，會對應到所需要或缺乏的能量。所以我建議，我們把它調成你專屬的按摩油， 天天使用，然後，看看一個月後的你，是否有什麼不一樣的地方？」

「老師，記得我曾跟您提過好幾次，我有一位心儀的女同事，明明相處得很好，但只要我提出交往的想法，對方就避而不談。這讓我很挫敗，不曉得問題出在什麼環節。」

我笑著回覆：「她願意一再接受你的邀約，證明你有她欣賞的特質，但一直沒答應，會不會跟你的高標準給人無形壓力有關呢？所以，你要不要給自己一個機會，試試看？」眼中閃過一絲熱切的謝雨點點頭，決定接受建議。

三個月後再接到謝雨的預約電話，我趕緊備好新鮮花束。這回他滿面春風，和顏悅色。那位他心儀的女同事終於答應跟他交往了。

原來女方雖然一直很欣賞他，但考慮到他追求完美與挑剔的一面，實在沒把握能好好相處。但這幾個月以來，她發現謝雨變得比較隨和、有彈性，所以願意試試看。

「老師！那我還要繼續使用天竺葵抓周油嗎？」我笑著跟心花怒放的謝雨說：「我真心建議你繼續使用，希望你的完美主義，可以從95% 繼續寬鬆到 80%，這樣一來，不管是你的愛情、親情、友情，都會更加愉悅而順利。」

## 三支精油解說

**玫瑰天竺葵 Rose geranium**

**第一支**

擁有優雅知性的外表，性格溫和，是對萬事萬物都要求完美的雅痞族。然而由於凡事想掌握全局且過分小心翼翼，反而顯得小家子氣，長時間下來讓自己和周遭的人都倍感壓力。請觀察自己在情緒上是否容易焦躁敏感而顯得陰晴不定？是否有點神經衰弱的傾向？身體循環是否欠佳，容易手腳冰冷？皮膚易乾燥？容易有黑眼圈？若為女性，是否有經前症候群？

**第二支**

缺乏身心的和諧與平衡。在生活、感情、工作學業各方面極度要求品質，因而有過度追求完美與理想的傾向，但如此一來反而容易糾結拘泥在小細節，錯失主軸重心。其實內心是不開心且脆弱的，很渴望被關注，不知不覺呈現出冷酷的模樣，導致與人相處起來上顯得有距離感。

**第三支**

玫瑰天竺葵的葉片所萃取出的精油，具有玫瑰花朵般的香氣，能紓解累積的壓力並緩和緊張的情緒。當身心都放鬆時，便能更有彈性地處理所有的問題，在面對內在需求與對外關係上，更能看清現況，並找到平衡點。一旦你發現並體會到身心、情理、內外平衡的重要性，就能找回生活的節奏，恢復身心健康。

# 阿拉伯茉莉花
## Jasminum sambas

茉莉源自於印度，爲多年生的灌木，盛開於夏季。夜裡綻放的茉莉，越夜香氣越濃郁，因其化學分子在夜間最活躍，分泌也最旺盛，因此都必須要在日出前採摘，人稱「月亮之油」。茉莉的出油率很低，大概8000 朵茉莉花才能提煉出 1 克的精油，費時費工。一般台灣熟悉的茉莉花香是小花茉莉，需用手工小心採摘熟蕾才能留住芬芳。

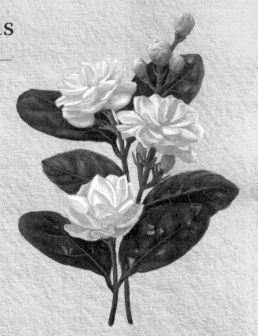

**拉丁學名**：*Jasminum sambas*

**重要產地**：印度、中國

**萃取部位**：花（溶劑萃取）

**化學屬性**：苯基酯

**主要成分**：乙酸苄酯、苯甲酸苄酯、鄰氨基苯甲酸甲酯、素馨酮、沉香醇、吲哚

**植物科別**：木樨科素馨屬

**氣味特質**：溫暖具異國情調，強烈花香味經稀釋後清純淡雅。

**主要功能**：有助於放鬆神經、舒緩焦慮、抗抑鬱，也能保濕回春。具強化子宮收縮、促進分娩的功能，也是荷爾蒙平衡劑，可改善產後憂鬱並促進乳汁分泌。

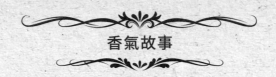

# 香氣故事

茉莉字源來自梵文 Mora，在波斯語中，jasmin 是神的禮物。

茉莉深受眾古文明的推崇。埃及豔后在談判時喜歡塗抹茉莉香膏，加上運用政治、外交手腕，最終讓凱撒大帝為她平定內亂；在古印度，少男以茉莉表「愛慕」，女孩則以之意「鍾情」，也是婚禮上最愛用的花，醫學上還用來治療憂鬱傾向的人。

茉莉花擁有雙重屬性：既撩撥情慾，令人心旌盪漾，又純淨高雅，讓人精神上愉悅，象徵靈肉合諧，神人合一，因此也很適合供養諸神，尤其是濕婆神。印度愛神卡瑪也與茉莉花有密不可分的關係，愛神用祂甜甜的甘蔗弓、蜜弦射出誘人的茉莉蓓蕾之箭，中箭的人會瞬間墜入愛河。

波斯人在西元一世紀前，已經開始以茉莉精油為宴會場所薰香。綴著玫瑰的茉莉花環，更是離開麥加前致獻的禮物：伊斯蘭孩子第一次讀閱可蘭經第一章或是學習詠誦完，家人會送孩子茉莉花環作為祝福，當伊斯蘭人辭別這個世界，也是以神的禮物茉莉相伴。

印度茉莉花在漢朝隨佛經一起來到中國後，因為氣味芳香，具備了濃郁、清雅、悠遠、持久的特性，被譽為花中之王，不論薰茶、釀酒、研粉製香、做成胭脂水粉、入藥，都廣受歡迎。名品綠茶「香片」即是茶香與茉莉花香相互交融，芳香爽口，回味無窮。

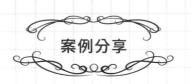

## 案例分享

　　60 歲的李娜是一位纖瘦、嚴肅、舉止優雅的女士，有 12 年的卵巢癌治療病史。她想找回幼時記憶裡那個難以忘懷的花香，因此主動尋求芳療協助，希望以花香類的精油來按摩。

　　我帶了三支花香精油讓李娜嗅聞，她憑直覺選了阿拉伯茉莉花，嗅聞後驚喜地頻頻點頭笑開懷，瞬間變成充滿稚氣的小女孩。

　　李娜在 23 歲時與兩情相悅的先生結婚，放棄工作，在家相夫教子，侍奉婆婆。婆婆待她始終挑剔、嚴厲，從來沒滿意過。一直壓抑的李娜跟先生鬧過情緒，試著爭取，但都無疾而終。40 歲那年，李娜終於提出離婚，帶著女兒離開那個讓她痛苦、不堪的家。

　　中斷將近二十年，再度步入職場，單親的李娜顯得吃力卻從不抱怨。她不是那個別人眼中犯傻才會離婚的女人，她想要掙得一片可以屬於她自由呼吸的天空。忙碌的李娜對女兒的關愛、照護雖然不減，卻變得強悍而專斷，讓女兒對不再溫柔的媽媽感到敬畏，彼此的互動也漸趨拘謹而陌生。

　　工作、家務、教養三頭燒的李娜，事業在 48 歲那年趨於穩定，卻在健檢時檢查出卵巢癌。女兒才 21 歲，她還想看她穿上婚紗、還想當外婆、還想和三五好友一起遊山玩水，人生才要迎來屬於她的美好時光，她不想放棄！當下選擇了積極治療。

然而這十多年來的心情其實既矛盾又複雜，忍著長期病痛的艱苦，想要趕快恢復健康，就是想再陪女兒久一點，「但有時候我也會想著，是不是我早點走了，她會輕鬆一點？」

　　提到為什麼會突然想找尋記憶中的花香，李娜答道：「或許是生命的盡頭將至吧，最近一直回憶起小時候的事情，那是我這一生真正無憂無慮、快樂幸福的時光，尤其是依偎在母親懷抱裡聞著花香。我很想念那個味道，也很想念那個無憂無慮的小女孩，但就是忘了那是什麼花。」

　　我留下調好的茉莉按摩油，並教李阿姨如何使用。隔週後再見，她笑容可掬地看著我說，之前她常常夜不成眠、忍受疼痛，這個禮拜她睡得好多了。看她歡喜的模樣，我問她接下來有什麼計畫。

　　「我知道，再沒多久，我就會走了，我仔細想過，到了這個年紀，我女兒應該可以單飛沒有問題，我也可以放心地走了。」

　　「阿姨！您跟女兒聊過嗎？她了解您這一生都在幫她打算嗎？如果您不曉得要怎麼開口，茉莉花按摩油會幫助您放鬆，說出想說的話。我相信，如果您的女兒能更親近、了解自己的母親，她的人生也會更圓滿，才能生死兩相安。」

　　再隔一週來病房，李阿姨告訴我，茉莉花氣味讓她鼓起勇氣，

主動跟女兒聊了很多，女兒也說了很多很多埋藏在的心裡話語與擔憂，兩人最後抱著一起哭，女兒還陪著她一起睡在病床上。

李阿姨輕輕嘆了一口氣：「很謝謝你！有我最喜歡的茉莉花香，還有我最愛的女兒陪我，我真的很滿足了！只是可以請你再幫我調一瓶茉莉按摩油嗎？我希望我離開的時候，身上可以充滿茉莉花的香氣。」我眼眶泛淚微笑地允諾她。

一個禮拜後，李阿姨離開了。臨終時，她的女兒幫阿姨全身都塗滿了清雅甜美的茉莉花按摩油，讓她帶著喜愛的味道開心地遠行。

## 小花茉莉與大花茉莉怎麼區分？

兩者都可以萃取精油。

小花茉莉
（ *Jasminum sambas* ）
別稱阿拉伯茉莉、中國茉莉。花朵小，重瓣。花香清幽、高潔，帶着甜美，婉約細緻，也是我們生活中熟悉的茉莉香氣。

大花茉莉
（ *Jasminum grandiflorum* ）
別稱印度茉莉，花朵大、單瓣，花期較晚，氣味濃郁，乙酸苄酯比例較高，氣味較為成熟豐潤，是歐美地區較熟悉的茉莉香氣。

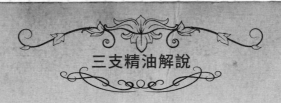

## 三支精油解說

**第一支**

你看起來是一位開朗、有自信、有主見、對生活有許多想法的人,卻因為長期處於恐懼焦慮而開始產生迷惘,慢慢失去了信心和動力,常常感到脆弱不安,自我懷疑做這些是為了什麼?觀察自己是否變得戒慎恐懼,包容力是否變差了?是不是容易精神疲累,胸口感到些許沉重?有經前症候群或經痛的狀況嗎?

**第二支**

缺乏積極熱情活力,對原有的生活感到迷惘、失望、麻痺。因為疲倦,再也提不起勁去做那些原本你感興趣的事情,變得對什麼事都興趣缺缺。沒有熱情的生活就像個無底洞,會讓人迷惘徬徨,慢慢地吞噬掉生活的動力,甚至容易會有一瞬間就崩潰的感覺。

**第三支**

長期的壓力束縛讓你僵化,以為很多事情是必須做到的,而清新的小茉莉花就如同年少純真開心的小孩一般,可以把最單純綻放的熱情找回來。茉莉能讓你重新獲得自信心及吸引力,學習讓一切變得更純粹與簡單,你就會知道,捨棄那些讓你感到迷惘的人、事、物,自然而然就會有前進下去的動力,也會找回屬於你的熱情活力!

# 完全依蘭
## Ylang ylang Complete

依蘭的英文名源自馬來語 Alang-ilang，意爲隨著微風搖曳的花朵，在馬來西亞有「花中之花」的美稱。又名香水樹。爲高大的熱帶樹種，花形大、顏色繽紛、香氣甜美奔放且濃烈。萃油率在花類精油中算非常高，以黃色花朵所萃取的精油品質最優。

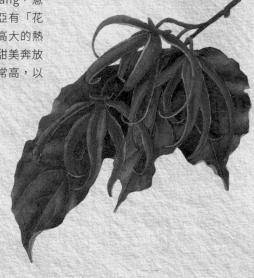

**拉丁學名：** *Cananga odorata*

**重要產地：** 印尼，馬達加斯加，菲律賓

**萃取部位：** 花朵（蒸餾）

**化學屬性：** 苯基酯

**主要成分：** 乙酸卞酯、沉香醇、大根老鸛草烯、金合歡烯

**植物科別：** 番荔枝科香水樹屬

**氣味特質：** 異國風情的花香，濃郁艷麗甜美。

**主要功能：** 完全依蘭分子完整，功能全面，可放鬆神經系統，抗痙攣、止痛、鎮定，也能滋養生殖系統，號稱「子宮的補藥」。

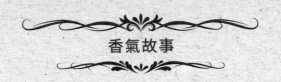

## 香氣故事

　　依蘭的功能齊聚，用途廣，價格相對親民，有「窮人的茉莉」之稱。層層綠葉裡，清雅的黃色小花，就像一串串繫在枝頭的可愛蝴蝶結，隨風飄送著一陣陣讓人愉悅的香氣。

　　由於具有獨特的香氛，依蘭成為製作香水的重要原料，更是經常用來演繹東方文化的香調。依蘭也是唯一採用分段蒸餾的精油植物，因應香水工業對於氣味的需求，採分段式蒸餾區分為特級、一級、二級等，完全依蘭則是將不同等級的依蘭再次混合而得。瑪麗蓮夢露所代表的著名香水「香奈兒 5 號」中，依蘭就佔有重要的成分。

　　在印尼的傳統婚禮中，會在新婚夫婦的床上鋪滿盛開的依蘭花朵，馥郁溫暖的自然香氛，讓新人沉浸在舒緩放鬆的浪漫裡，有祝福早生貴子之意。在南洋地區也曾用依蘭精油治療瘧疾患者，婦女則用來使頭髮更具光澤，也用於讓產後婦女消除緊張。

　　在中國古代則稱依蘭為依蘭香，《後宮甄嬛傳》裡，妃子安陵容為了在佳麗三千中突圍固寵所使用的「暖情香」，主要成分就是依蘭。

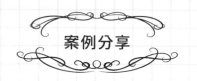
案例分享

　　小玉是個課堂上、下課後都很少與人互動的學生，總是一個人靜靜地做著自己的事情。她經常眉頭緊鎖，看起來心事重重，面對他人的關心，總是以「我沒事，謝謝」客氣簡短的回應。上了半年芳療課程後，才慢慢得知 40 歲的她與男友一同創業，是一家擁有 15 名員工的貿易公司負責人。

　　某一天課程結束後，她突然找我聊聊，卻欲言又止，停頓很久才開口：「我很討人厭嗎？」我愣了一下，這是要我如何回答呀？

　　「我的意思是，我是一個很難相處的人嗎？」

　　當下的小玉情緒很糟，說話也沒頭沒尾，於是我提議她抓周，找出可以支持她的精油植物。小玉依序抽出了**玫瑰天竺葵 – 完全依蘭 – 茉莉**。

　　「**玫瑰天竺葵**代表這段時間你對生活事情應該極度要求完美，行事很理性卻很緊繃。是不是常常弄得喘不過氣來，壓力很大？

　　**完全依蘭**顯示你缺乏以感性的角度看待事情。如果自我要求過高，反而會把自己逼得退無可退。**茉莉**則表示，很多事情不是必需或應該的。如果生活只剩下責任與目標，那麼高壓、還有要求完美的態度，會使你思考僵化。試著學習茉莉花的純真，把純粹開心、單純綻放的熱情找回來。」

小玉眼眶慢慢泛紅，呆坐哽咽許久才娓娓道出，這半年來公司員工相繼離職，氣氛低迷。男友覺得小玉太理性、要求太高、不通情理也不懂軟硬兼施，才會造成這個後果。小玉無法接受他的說法，兩人經常吵架，男友因此提出分手，欲結束一起創立的公司。

小玉捨不得這段一起辛苦創業的日子，卻也不知道該如何是好。

「所有發生過的事情，是很嚴重的錯誤嗎？彼此的情感狀態，真的需要到分手的地步嗎？若不適合共事，需要把公司結束掉嗎？這些問題，要不要等你使用這三支精油所調配的按摩油一段時間後，再看看內心出現的答案？」

聽到這個建議，小玉很為難地表示，她一直不喜歡花朵類的精油氣味，因此對依蘭感到猶豫。我答應她把依蘭氣味降到最低，讓她感覺不到，並請她用嗅聞還有擴香的方式保持接觸，一個月後再來看看，加入植物頻率的共振，是不是讓她有不同的轉變。

大約二個月後，小玉在課後主動來找我：「老師！我跟男友分手了，但公司會繼續下去！」話語簡短到讓我嚇了一跳。

「這些日子我保持天天都和精油相處，也一直思考柔軟、有彈性的意思。我意識到自己一直被『理性才是正途，老闆就該霸氣』這樣的思維給綑綁，於是試著從不同角度考量員工的需求與感受，

並與男友好好對談。我們是平和分手的，雖然始料未及，但的確是最理想的結果，所以心情是平靜的。

另外，這次經驗也讓我對伊蘭的看法改觀。老實說，我原本超排斥這種妖嬈且招搖的氣味，要不是您說會把劑量降到最低，我真想一口回絕，如今竟也慢慢地接受了花香調的精油，還有討厭的依蘭。

人真的要放下偏見，試試不一樣的，才會看見更豐富的世界。」

說完，坦然自若的小玉與我相視後，彼此不禁會心一笑。

## 依蘭花與玉蘭花有什麼不同？

依蘭花（*Cananga odorata*）
番荔科香水樹屬植物，黃色花朵是重要的香水與精油的原料。

白玉蘭（*Michelia alba*）、
黃玉蘭（*Michelia champaca*）

木蘭科含笑屬植物，台灣常見的是白玉蘭。兩者花葉都可以被提煉成精油，還能泡茶，或曬乾作為藥材。

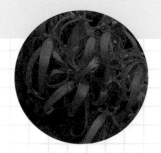
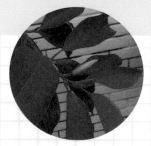
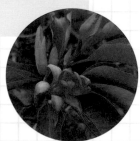

# 三支精油解說

**第一支**

這段時間展現感性、熱情、討人喜歡的特質,但最近可能對自己或對他人標準要求過高,過度理性與平靜的外表下,其實內心卻壓抑了很多的慾望、憤怒以及緊繃不滿的情緒。可以觀察一下自己是否有情緒化、焦慮的狀態?莫名控制欲增加?身體常有莫名疼痛?是否會胸悶氣短?腿部會不會常常痙攣不適?髮質或皮膚是否變得粗糙?

**第二支**

你需要以更為感性、柔軟的角度看待事物,並了解內心真實的需求與表達。過多的理性會讓人很有壓迫感,覺得你高高在上、太冷酷。但這其實是你的保護色,你只是希望自己不受傷害。由於對自己的魅力及自信心不夠,所以選擇隱藏情緒,但你的內心其實很渴望被關注與關愛。

**第三支**

搖曳熱情的伊蘭,暖暖鵝黃色花朵自帶活潑慵懶魅力,能夠協助你學習熱情一點、柔軟一點、感性一點,並喜歡與人接觸。當自己被關注、被重視、被需要獲得滿足時,不知不覺就會放鬆下來,放下必須依據計畫進行的焦慮與控制慾,恢復平靜。你會開始成為有自信、善解人意、充滿魅力的那個人。

完全依蘭 Ylang ylang Complete

# 乳香
# Frankincense

乳香生長於貧瘠的沙漠，英文名源自於古法語 francencens，意為「純淨的香」。乳香的希伯來語 labonah 是白色之意，劃開樹皮後，乳香樹會流出淚珠狀的乳白色樹脂，被譽為「上帝的眼淚」。乳香的氣味細緻優雅，千年以來為宗教、聖殿與寺廟的薰香聖品，不論在那個國度裡，都有崇高神聖的意涵。

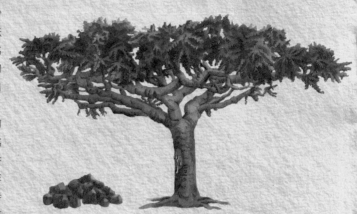

**拉丁學名**：*Boswellia carterii*

**重要產地**：原產於非洲、中東大部分地區

**萃取部位**：樹脂

**化學屬性**：單萜烯

**主要成分**：α- 蒎烯

**植物科別**：橄欖科乳香屬

**氣味特質**：清新木質香氣，微帶甜

**主要功能**：有益於身體的所有系統，具有促進循環，修護組織、抗發炎、緩解疼痛和祛痰的特性。

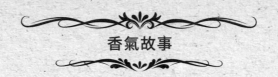

## 香氣故事

　　1922年法老王圖坦卡門王的墓穴被挖出時，考古學家曾在超過3000年的密封陶罐找到乳香的蹤跡。古埃及人認為乳香是最接近上天的香氣，會把他們的祈禱帶入天堂，不僅在祭祀、宗教儀式中會使用乳香樹脂薰香，也用於製作木乃伊，埃及艷后克莉奧佩特拉更曾用乳香自製青春面膜。

　　在聖經《馬太福音》記載，耶穌誕生時，東方三賢士受到星星的指引，到伯利恆迎接耶穌的誕生，也帶來了三樣禮物：黃金、乳香和沒藥。乳香又被稱為基督的眼淚，耶穌與神同在，乳香因此象徵神聖使命，是神的氣息。後來門徒瑪麗亞以乳香和沒藥香膏為耶穌基督擦洗身體和雙腳，意味著耶穌基督將從死裡復活，擁有再生和復甦的功能。

　　在佛教、基督教、天主教、猶太教和伊斯蘭教都被視為聖物的乳香，經由駱駝商隊穿越無限沙漠走出「乳香之路」，不僅是虔誠基督徒的朝聖之路，更是非洲極重要的經濟命脈。

## 乳香和麝香有什麼不同？

乳香（*Boswellia carterii*）
乳香樹樹幹流出的樹脂，來源是植物。為宗教儀式的焚香材料，也是中藥常用的藥材。

麝香（*Moschus moschiferus*）
麝科動物的肚臍和生殖器之間的腺體的乾燥分泌物，來源是動物。是製造香水的原料。

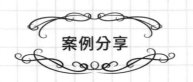
　　宵宵的先生林勻，有責任感，愛妻又顧家，是大家心目中的好老公。最近幾次聚會，我注意到原本笑咪咪的他，笑容裡摻雜些許愁緒，眼神憔悴，趁著空檔我向他問候，但他只是苦笑以對。

　　我於是找了個理由去宵宵家蹭飯，趁機詢問林勻想不想試看看小遊戲，感受一下植物的神奇與智慧之處。

　　林勻盲抽了三支精油，分別是：**甜羅勒－乳香－安息香**。

　　我看了一眼林勻，微笑地說：「你這段時間是不是覺得有話想說，但說不出口，就算說了，也詞不達意，所以，乾脆不麻煩別人，想方設法自己去解決，但，偏偏又不順利，遇到了一些瓶頸，無法突破，對嗎？」林勻笑了笑，不置可否。

　　後來我們再次聚會，林勻突然聊起上回玩的精油抓周遊戲。「我不懂精油，但覺得蠻有意思的，我可以從那三支再抽一次嗎？」

　　這回林勻手心握著的又是乳香精油。我望著態度認真、洗耳恭聽的林勻：「你目前的最大狀況在於，你已經盡力、嘗試了各種不同的方法，然而事情還是處於膠著狀態。而且更迫切的情況是，你已經受傷累累，心力交瘁，急需更多有智慧的解決方法。願意說說是怎麼回事嗎？」

林匀沉默了好一會兒，才說：「我的確遇到了難題。夾在夫妻以及自己父母的兩個家庭之間，即便我耗盡心力周全，卻是與家人有諸多誤解。長期的壓力下，這一年來，我已經出現了許多身心症狀，卻還是無法解決這些難題。」

　　身為長子的林匀，年邁的父母對他的依賴程度與要求隨著健康惡化，變得繁瑣而情緒化。他從不讓父母為難老婆，不讓老婆介入婆家的事，也從不在父母面前談老婆，總是一人承受。

　　自始自終，他都希望能讓父母寬心、有安全感，讓老婆、孩子感受到開心幸福。然而即使他想盡辦法面面俱到，父母，老婆，孩子卻認定我偏私某一方，讓他有很深的無力感。

　　「我並沒有放棄努力，也想找出解決之道。也許放不下這個執念吧！導致我經常處於失眠的狀況，連情緒也變得有點神經質的傾向。」

　　我忍不住插嘴：「宵宵知道你的狀況嗎？」

　　「宵宵她並不知情的，我不希望她煩惱，更不希望她有壓力。」

　　「宵宵是你最親密的伴侶，如果連她你也不願意說，我想身為老婆的宵宵，除了很難同理你的情況外，還會與你產生隔閡！況且

你負擔過度，真的身心有恙，難道宵宵不會因此而煩惱痛苦嗎？」望著已被打動的林勻，我接續說著：「你已經單打獨鬥了那麼久，既是找不到好辦法，突破設限與人聯盟，也許就是一個更好的方法。這樣吧！你好好地嗅聞乳香，讓乳香植物力量陪伴你。」

過了一段時間，林勻主動聯絡我，我不免問起他的身心狀況。

「坦白說，第一次抓周，我沒當回事，也沒好意思說。後來發覺自己的確困在泥淖，動輒得咎，這才覺得我該好好聽取你的建議。第二次你說的，我全放在心上！每天嗅聞乳香，清盈微甜的香氣縈繞，會讓我平心靜氣，身心狀態安定很多，也鼓起勇氣跟老婆好好訴說我的心裡話！」

「那宵宵有回應嗎？」

林勻笑著說：「苦惱了好幾年，我自以為的體貼，老婆其實看在眼裡，她尊重我，怕給我壓力，憋著不問，也忍得很辛苦！植物的陪伴真的很奇妙！我之前從來沒想過與老婆談。夫妻之間能互相理解，對我真的有很大的支持作用，雖然問題還存在，現在的我有老婆和小孩支持，心裡很溫暖，更有底氣與力量！」

原來說出來、有人理解，是那麼溫暖人心，雖然問題還在，但至少有窩心的助力。

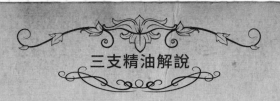

**乳香 Frankincense**

**第一支**

你讓人感覺是個溫暖、值得信賴且樂在學習的人。成長的充實感對你而言是很重要的精神食糧。但最近的你遇到了一些棘手的問題，而且這個問題已經僵持了一段時間無法改善。請觀察自己是否常感覺有些不知所措，常常湧現脆弱的情緒，感覺受傷，緊繃壓抑？是否因多思多慮而造成睡眠狀況不佳，或是有呼吸系統的狀況？

**第二支**

你在為人處世上較缺乏彈性與靈活變通的餘地，因為鑽牛角尖，一直運用原有的方式行事，已經讓你傷痕累累。你需要覺察自己的習慣模式，深思熟慮，自我反省，力求擴展思考和期望，才能新生智慧，去面對或改變讓你膠著不安的境遇，從泥濘漩渦中脫困而出。

**第三支**

歷經苦難卻依然帶著理智輕盈溫暖氣息的乳香，能讓你穩定下來，安撫修補受傷的身心。在平穩的支持力量下，學習明智的思考，重新釐清過去可能的局限與盲點。藉由反思過往，整理現在，幫自己的思維一點一滴的重新整合，獲得精進成長。越有智慧，才能更感受幸福。

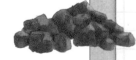

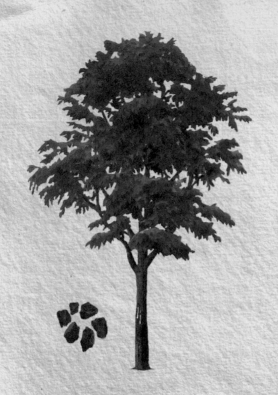

# 安息香
# Benzoin

安息香原精是從安息香樹脂
所萃取而來，氣味甜美令人
放鬆。此樹生長於熱帶地區
海拔 100 ～ 2000 公尺的山
坡與谷地，樹高 20 公尺，
開黃或白色的花朵，切割樹
幹時，會流出濃稠樹脂，乾
燥凝固後爲紅褐色。5 ～ 10
年樹齡的樹脂產量最高。

**拉丁學名**：*Styrax benzoin*

**重要產地**：印尼、泰國、爪哇、蘇門答臘

**萃取部位**：安息香樹樹脂（溶劑）

**化學屬性**：苯基酯

**主要成分**：安息香酸、微量香草素、苯基酯

**植物科別**：安息香科紅皮屬

**氣味特質**：香草混合著糖漿的甜美氣味

**主要功能**：除穢、辟邪惡、潤肺、改善呼吸道泌尿道黏膜感染，
　　　　　　增強皮膚的彈性。

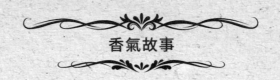
安息香是由「安息國」（今伊朗地區）傳入中國，故有此名。甜甜溫暖香草的味道自古給人穩定的力量，不管是東西方，都認為安息香具有安神辟邪的神秘功效，不約而同都選擇安息香作為宗教儀式焚香的主要香料。

在歐洲，安息香被稱作「班傑明香膠」（Gum benjamin），是東正、基督、天主教教堂用香的主要香料。據說，摩西的「法杖」也是安息香樹的枝椏所製成。

安息香還有「苦行僧的香膠」一說。中古世紀修行者認為，肉身承受痛苦可以鍛鍊心智、捨離慾望，讓自己的靈魂得到昇華。因為修練過程非常艱辛，透過安息香的能量，可以修復身上的傷疤，也能消弭恐懼，以療癒修行之苦。

除此之外，古埃及人使用安息香脂作為消毒、治療用，還拿來製成香膏和藥膏。安息香也是重要的中藥材，用來開竅辟穢、行氣活血、緩解疼痛，更是製香的經典材料，風水上調節宅體氣場的七香。佛經中還記載，焚燒「具羅香」（即安息香）並配合誦經，便可以見到菩薩顯靈。

安息香既是伊斯蘭教的聖樹，在佛經、道經、聖經裡也都有提及，稱之為「修行者的香脂」真是一點也不為過。

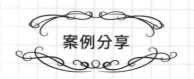

案例分享

　　毛毛來找我時一臉憔悴。忙工作、忙兼差、忙照顧病母的她，幾乎透支了體力。沒想到，媽媽的後事都處理完後，她卻感覺更空虛、更難受。她徹底意識到，自己已經沒有了家人。

　　毛毛的爸媽一直以來都比較疼哥哥，她總是安慰自己，一定是自己不夠好，才會被忽略。早熟的她半工半讀念到了大學，畢業後也有個穩定的工作，總記得時常回家探望、貼心地給父母零用金。在她心裡面，有爸媽在的家就是底氣，也是她努力的動力。

　　然而媽媽生病後，家中氣氛大變，哥哥不再常回家，爸爸總是沉默、嘆氣，媽媽也常念叨些不吉利的話，面露不舒服的表情。難受的毛毛於是更常返家了。她想讓雙親知道，不論發生什麼事情，女兒永遠陪在身旁。也因此，當父親跟她表示媽媽的醫藥費不夠時，毛毛忙著加班兼職，省吃儉用地把積攢的錢寄回去，希望爸媽不為醫藥費擔憂。

　　但媽媽最終還是不敵病魔。臨終前、氣息微弱的母親抓著她的手頻頻地說著：「毛毛啊，妳對我那麼好，媽媽這輩子真的很對不起你。」毛毛聞言淚如雨下。媽媽雖然偏心，但仍然是愛她的。

　　不料喪禮才結束，父兄發現母親的名下還有一大筆財產，希望有能力自給自足的毛毛放棄繼承。震驚之下的毛毛，望著父親跟哥

哥,說不出話來。她沒想著要那些錢。現在,在她面前急著要她簽字,真的是她眷戀最深的家人嗎?

最終,心寒的毛毛簽了字。午夜夢迴時,總會想起媽媽最後反覆道歉的聲音,忘不了父兄兩人傷害她的做法。這些事,殘忍地劃破她從小到大一個接一個的自圓其說,也捏碎她對家人的信任,明白原來自己總是被割捨的那一個。

我幫泣不成聲的毛毛拭去淚水,讓她抓周找尋對應此時的精油,她一手便抓住了**安息香**。安息香樹脂是安息香靈魂所在,具有神聖又溫暖的力量,能給予人很大的滋養與照護。我請她讓安息香按摩油深入滋養身心,清洗、撫慰所有的傷痛:「想像這棵樹正用祂輕柔細密的能量修護所有的傷口,守護著你。」夜不安枕、常常哭到心痛難當的毛毛就這麼深沉沉地睡了過去。醒來之後的毛毛,看起來也安定多了!

這樣的傷口不是短期就能復原,但安息香能夠成為支持、陪伴的力量。有一天,當我們能接受所有呈現在面前的事實,所有的一切便會成為療癒、結痂的養分。夢醒,未必不好!

我請毛毛每個月都過來讓我看看,再視情況與需要調整合適的按摩油。就這樣,這段旅程我們走了三年多。在最初的前六個月,

狀況時好時壞。但大約過了一年半，毛毛慢慢地回復了熱情、活潑的氣息。二年半後，我終於看到毛毛發自內蘊的神采與甜美笑容。

　　某天療程後，她和我聊了這三年的心路歷程：「一開始我感覺自己很孤單、很心痛。但安息香甜甜的香氣讓我想起小時候媽媽買給我的小美冰淇淋，那是我童年最美好的回憶。每次嗅聞，我的腦海裡都會有一棵高大的樹守護著我，而我就靠在氣味香甜的樹下，被保護著，不會受傷。就這樣，我漸漸懂了，也心平氣和了。我接受媽媽最後的道歉，感謝她最後能跟我道愛；我接受爸爸就是以兒子為重的事實；我接受哥哥最在意的就是他自己；我也接受我跟家人的緣分就是這樣，不需要美化，也不需要醜化。我還看見，我得到很多朋友、同事的愛，雖然不是來自家人。我願意學習與相信，我值得更多人愛我。」

## 乳香與安息香的差別？

兩者都是樹脂類的精油。

乳香（*Boswellia carteri*）
橄欖科，產自紅海沿岸，北非之間。樹脂流下後會變略帶琥珀色，略帶辛辣感及樹脂特有香氣。

安息香（*Styrax benzoin*）
安息香科，產自東南亞。樹脂流下凝固後會變紅色，氣息比較甜美

安息香 Benzoin

**第一支**

這段時間外表展現出穩定、親切而體貼的特質，讓人很有安全感。但其實內心很孤單寂寞，常常覺得被周圍的人忽略，有些失落，覺得心受傷。請觀察自己是否有過度憂慮的現象？是否輾轉難眠，有睡眠障礙？皮膚是否變得較粗糙？是否有黏膜發炎的狀況？

**第二支**

隨時迎合他人，從不曾好好地關注自己內在狀態的你，總是充滿焦慮、恐懼與擔憂：「如果我不夠努力不夠認真，可能會被拋棄」，「可能會失去別人對我的愛和關心」，因而希望藉由別人的認同與關注，來感受自己的存在。但是，對外乞求是永遠填補不了內心的空洞。

**第三支**

安息香帶有香草甜美、溫暖有修復力的氣味，讓覺得被忽視的你，開始學習呵護自己，自我滋養，面對並接受自己。當我們轉換不同角度看事情，以同理心去體會萬事萬物，接受過去生命的真實模樣後，這些過程，都會溫暖和強化我們的內心，轉化成智慧的養分，最終我們會學會讓自己不再輕易地受傷。

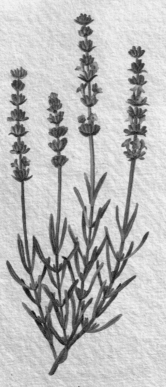

# 真正薰衣草
# Lavender True

歐洲常見的藥草，又稱爲安古薰衣草，原產自地中海地區，耐寒，性喜乾燥、日照充足且通風良好的環境。狹長的葉片呈現灰綠色，六月開花，如同麥穗般的外觀布滿了小小的紫藍色花朵，成株的高度可達到 60 ～ 100 公分。由於濃郁的香氣令人感到安寧鎮靜，人稱「寧靜的香水植物」。

**拉丁學名**：*Lavandula angustifolia*

**重要產地**：法國

**萃取部位**：開花頂部（蒸餾）

**化學屬性**：酯類

**主要成分**：乙酸沉香酯

**植物科別**：唇型科薰衣草屬

**氣味特質**：有點清新草味又帶點甜甜花香

**主要功能**：可使用在任何創傷上，由於純正薰衣草的功效最為全面，且極為溫和，非常適合在緊急的情況下使用。乙酸沉香酯可安撫情緒、放鬆神經、助眠並抗痙攣。對情緒緊張所造成的症狀，有良好的舒緩功能。

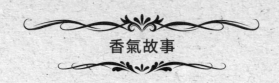

## 香氣故事

薰衣草的英文名稱 Lavender 源自於拉丁文 Lavare，為洗滌之意。

希臘神話裡，宙斯喜歡上了天后赫拉神殿的女祭司——河神的女兒伊娥。赫拉發現後，十分嫉妒伊娥嬌俏的美貌還有青春的氣息，於是派遣百眼巨人日夜監控，還讓牛虻不斷叮咬她嬌嫩的皮膚，沒想到，伊俄每天一覺醒來後就恢復了嬌美的容顏，甚至心情穩定而柔和，完全沒有發狂的跡象，讓天后很吃驚。原來伊娥每晚睡前都會用薰衣草沐浴、清洗傷口，這樣好用的青春祕方，自然成為日後天后的御用標配，永保其雍容與美貌，赫拉的好心情也讓她完全原諒了伊娥。

基督教的傳說中，聖母瑪莉亞會將洗淨的耶穌嬰兒服掛在薰衣草上，或是用浸泡過薰衣草的水來洗滌耶穌的嬰兒服。更有一說，聖母瑪利亞曾對著薰衣草祈禱過，所以薰衣草不僅具有持續不散的香氣，還能驅逐魔鬼，被視為是純潔、清淨、保護、感恩、和平的象徵，有「大地之母」的美名。

薰衣草還有另一層面的寓意是「等待愛情」。相傳天使與一位名叫名叫薰衣的凡間女子相戀，為了與所愛之人廝守一生，他割捨了羽翼，雖然時時忍受疼痛，也甘之如飴。然而此事終究被發現，天使受到除去天籍、刪去記憶的懲罰。墮落凡塵前，天使落下的淚水幻化成一隻紫蝶，飛向心愛的女孩身旁。而女孩日日夜夜在天使離開的地方傻傻地等著他回來，最後化為一株小草。

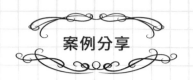

## 案例分享

依依是一名 35 歲的單身女性，脾氣溫和，樂於助人，看似大剌剌的性格下，其實有顆細膩的心。

她自研究所畢業後投入職場十年間，幾乎每一年都得另謀出路。每份工作她都戰戰兢兢、委屈求全地配合，卻仍然沒有公司願意正式錄用，這樣的際遇讓依依感到挫敗又鬱悶，甚至懷疑起自己的專業能力，產生了自卑的心態。

前年她再度換了工作，合約同樣是一年的試用期，表現良好就能轉正職。依依決定卯足衝勁、更加賣力，除了配合加班，對各項要求也來者不拒，心中就只有一個念頭：自己的用心能獲得認同，來年轉正。

那一年裡，每回依依來做療程時，都顯得精疲力竭、哀怨萬分。她經常訴說自己如何盡全力迎合每一個人，但大家給予她的反饋卻是充滿嫌棄的言語，讓她很難受。

幾次抓周，依依總是握著純正薰衣草。有一回，她摸到**葡萄柚 – 純正薰衣草 – 胡椒薄荷**，我發現這是一個很好的切入點，於是決定與她細說：

「依依，妳是個親切率直的人，但是這陣子內心的鬱悶已經影響你的狀態，衝勁與活力也被消耗殆盡了。最近是不是很容易出現

腸胃的問題？比如消化不良或脹氣？你的身體循環也很不順暢，有腫脹的狀態。這些身心狀況都在提醒你，你已經付出超過你所能承擔的了！

經常過度付出，卻把忽略自己，只會讓一個人彈性疲乏、失去準度還動輒得咎。你可以回頭看看，你這麼努力了，有得到想要的結果了嗎？能不能讓自己的注意力轉換一下，先靜下心來，感覺自己最真實的需要是什麼？

然後，讓薄荷精油陪伴你歸零、看清目標，調校回到你最適切的路徑。現在的你，先暫時把關注集中在自己，先疼惜、滋養自己後，再把滿溢的能量給予他人，感受看看是否會讓你有愉悅、平穩的感受？是不是比較不會有內心小劇場了？整體工作狀態是否連帶也產生變化了呢？」

依依按照我的建議，經常塗抹嗅聞含薰衣草配方的精油，在放鬆安心的氣息相伴下，慢慢地拉回注意力，找回最初身心溫暖和諧的狀態，甚至在最讓她忐忑不安的職場上，也逐漸抓出與同事相處合作的要領與分際。最讓依依喜出望外的是，她果真實現了心中多年來的渴望，隔年成為公司的正職員工。

她發現，若身心平衡，對外界的判讀會更正確；行有餘力再去

協助他人，會更加從容、恰如其分，人際相處自然融洽；公司所交辦的事務，也因為狀況良好、自然表現得當，更能充分展現個人優勢。

依依感慨地敲敲自己的腦袋：「老師，你看！ 照顧好自己就是一切的根本，這麼簡單的道理，我卻用了十年才領悟呢！」

## 薰衣草和鼠尾草有什麼差別？

兩者同樣是唇形科，原產地都在地中海沿岸。

真正薰衣草（*Lavandula angustifolia*）
唇形科薰衣草屬。葉片較為狹長，穗狀花序上盛開紫色小花，芳香宜人，放鬆潔淨舒眠效果好，常被用來薰香。花葉都有油囊能萃精油。生長在海拔1000公尺以上者稱為高地真正薰衣草，氣味更為甜美溫柔。

鼠尾草（*Salvia officinalis*）
唇形科鼠尾草屬，葉片薄寬，輪狀花序上開著藍紫色小花，花較大，顏色更深。氣味較刺激特殊，常見於西式料理中，可防蚊蟲、除穢、去除肉類腥羶、舒緩消化，被稱為窮人的草藥。由葉片萃取精油。

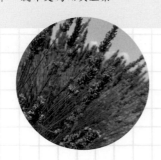
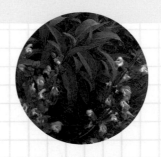

**真正薰衣草 Lavender True**

**第一支**

是個溫暖、親切、溫和有愛的人，很能同理他人，相處起來讓人感覺如沐春風。然而這段時間似乎會習慣性地付出，而且常不自覺地付出過多，總是專注於照顧別人的需要，而忘了自己。可以觀察自己是否經常脹氣？是否容易神經衰弱、循環較差？情緒容易緊張、不易放鬆嗎？個性上是否有外柔內剛的傾向？

**第二支**

缺少對自己需求的關注與愛自己的能力。你有點像大地的母親一般，總是注意著他人的需求，但因為長期過度付出，已經感到精疲力竭，身新皆乏，導致能量枯竭，內在失衡，也開始產生怨懟。你忘記自己其實也很渴望有人安慰你、照拂你，其實也很需要來自溫暖、關懷的「愛的能量」。

**第三支**

氣息甜美細緻的薰衣草能帶來滋養與貼心地安撫，也讓你覺察自己內在的需要，學習付出與回饋之間的平衡──對感情尺度的掌握如何愛到剛好，對朋友同事不必有求必應，對家庭付出也要讓家人知道你需要一份愛的回報。在這個狀態下，薰衣草能給提供舒適的休養，讓你因為過度付出、長期處在缺乏照顧滋潤而乾枯耗竭的身心，能夠慢慢的平復回穩。

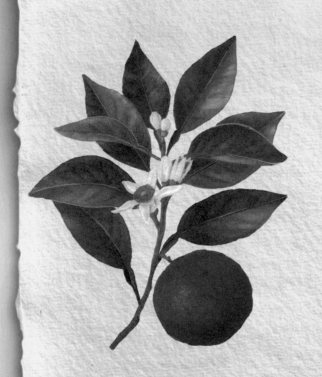

# 苦橙葉
# Petitgrain

苦橙葉又叫做酸橙、回青橙、賽維亞橙（Seville orange），學名意為「黃金般的柑橘」，英文名 Petitgrain 則是「小顆粒」的意思。苦橙樹是唯一花、果、枝葉都能萃取精油的植物，酸苦的果實也可製成果醬。

**拉丁學名**：*Citrus aurantium*

**重要產地**：義大利、巴拉圭

**萃取部位**：葉片（蒸餾）

**化學屬性**：酯類

**主要成分**：乙酸沉香酯、左旋沉香醇

**植物科別**：芸香科柑橘屬

**氣味特質**：淡淡柑橘清香與有些許苦的後味

**主要功能**：酯類和沉香醇讓神經系統平衡、放鬆，舒緩失眠、緊張、焦慮。乙酸沉香酯可以抗痙攣，處理情緒問題所導致的肌肉、消化系統不適和心因性皮膚問題。

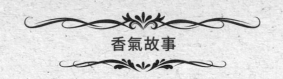

## 香氣故事

　　希臘神話中，天后赫拉與宙斯大婚時獲得母親蓋亞的祝福，獲贈一顆金蘋果，稀有的金蘋果被密藏在赫斯珀里得斯姊妹的果園裡，長滿了豐碩的果實。有一說，這個金蘋果就是苦橙。

　　古希臘人用苦橙葉鎮定心神、助眠、作殺菌劑。過往也曾有人用苦橙葉來治療癲癇。十七世紀法國、義大利開始以苦橙提煉的精油作為香水或古龍水的原料，風靡一時，並沿用至今。在中國，夏季採收的苦橙果是製作枳實的來源，秋天成熟後的苦橙果則可以炮炙枳殼，兩者都是中醫常用的理氣藥。

　　苦橙外表圓潤、金黃，像日正當中的陽光，滿滿的正能量，溫暖而歡悅。植栽栽種六年後開始開花、結果，白色花朵蒸餾後可萃取橙花精油，冷壓果皮可取得苦橙精油，每 100 公斤的枝葉能萃得 1 公斤的苦橙葉精油。早期苦橙葉精油是以未成熟的苦橙小果實萃取而成，和薰衣草有相似主成份，所以被喻為「男人的薰衣草」。由於苦橙花精油高貴幽香卻價格不斐，苦橙葉精油的氣味經稀釋後有淡淡橙花香，因此又稱窮人的橙花。

### 甜橙與苦橙有什麼差別？

兩者都是芸香科柑橘屬。

甜橙（*Citrus sinensis*）
又叫柳橙，果皮較光滑，樹枝刺少而短。柳丁就是甜橙其中一種，氣味酸甘甜。

苦橙（*Citrus aurantium*）
又叫酸橙。果皮粗糙，樹枝的刺長而多，具微苦的後味，且葉片較圓厚。

## 案例分享

慢慢和果果是我芳療課堂上的夫妻檔,兩人表現大異其趣。夫人果果動若脫兔,老爺慢慢靜若處子,而且,婦唱,夫常不隨。就算已經來到學生們熟到會互相開玩笑的第三週課程,慢慢還是苦著一張臉,與大家零互動。

任誰都能看出來,慢慢對芳療並不感興趣。果果表示,慢慢雖然外表安靜斯文,內心其實非常灰暗。費盡苦心要先生陪自己來上課,是擔心他鬱悶久了會生出病來,也覺得這些氣味對他一定會有幫助。恰好接下來是的課程是香氣抓周,慢慢抽到了**甜羅勒－苦橙葉－葡萄柚**三支精油。

這次慢慢終於動念,仔細嗅聞著他的專屬精油,不僅表情變得微妙,也對第二支精油生出好奇。我於是請他把聞到的氣味描述出來。

「一開始是清新的柑橘香,最後,會有微微的苦味。」

「那淡淡的苦味,如果你再更仔細嗅聞,有沒有感覺到,很對應到你內在最深處,那種說不出的苦澀感?」

「嗯!嗯!很奇妙。越仔細聞,越感覺這股氣味很療癒,不知不覺就放鬆了。這三支精油,是代表了什麼意義嗎?」

「**苦橙葉**對應到的是你這段時間的身心狀態。你是不是常感覺

自己不太容易被人理解？常常有口難言，或不知道如何表達？工作努力付出，卻達不到想要的效果，而感到無力？就算求全而委屈自己，也難以獲得心中想要的被肯定感，只能將苦悶藏在心底？至於**葡萄柚**輕盈甜美的氣味，自帶成熟細緻的療癒特質，能幫助你在愉悅的氛圍下，慢慢恢復原本的活力、幽默感，重拾開朗好心情！」

慢慢第一次專注地傾聽、思考：「老師！這很超乎我的想像！你說的一點都沒錯，也非常對應到我內心的狀態。不過，我只喜歡苦橙葉精油的味道，可以先只使用苦橙葉嗎？可以在辦公室使用嗎？我打算帶去辦公室擴香，我想，我的同事也都跟我一樣，很需要苦橙葉的撫慰。」

慢慢是學校裡的輔導老師，連同他三位男老師都是名符其實的苦心蓮，滿腔熱血卻難抵太多無奈與現實的設限，工作上常常是吃力不討好，二十多年的職涯，積累了越來越多的疲憊與沉重。

剛開始，慢慢在辦公室拿出擴香儀還被同事嘲笑，但他沒氣餒，繼續說服大家，每天按時到辦公室開啟苦橙葉擴香模式。

到了第五週上課時，我注意到一向嚴肅、懶言的慢慢，居然嘴角微微上揚且專注地聽課，忍不住請他跟大家分享一下這兩週使用苦橙葉擴香的經驗。

「老師！這真是太奇妙了！我發現自己這兩週的情緒平靜、穩定很多，不容易被學生的挑釁激怒、也不急著下定論，甚至體悟到，我真正的工作是讓孩子們懂，而不是替他們做。而且，不只是我，連我的同事也感受到，原本很容易發生的身心不適、焦躁感不見了。

現在，進來輔導室的孩子，我也會讓他們先坐下來聞一下苦橙葉精油，轉換一下情緒，再開始輔導工作。孩子情緒一穩，就有聽話、思考的能力。一人擴香，萬家香！化戾氣為祥和，太值得了！」慢慢幽默的話語引起眾學員的共鳴。

他接著向大家道歉，之前被老婆逼著來上課，見到滿室的娘子軍與芳香，滿心不情願。「但我發現我不該以既有成見來論斷完全沒接觸過的領域。感謝老婆的堅持，也很榮幸能與大家一起學習。芳療確實是很實用的！」

苦橙葉氣味兼具了橙花的優雅與苦橙果皮的苦澀，特別對應愛心付出的「內傷人士」──醫護人員、身心療癒者、諮商師、社工師等。越是內斂不張揚的「苦心人」，越容易感應到「唯有苦橙葉懂我、慰我，抓得住我內心不為人知的苦」。

## 三支精油解說

**苦橙葉 Petitgrain**

**第一支**

這段時間對外你展現了穩定、細心、樂觀的特質，實際上內心已經習慣壓抑自己真實的慾望、渴望、想法。你以為壓抑情緒就會消失，其實只是掩埋到內心深處，所以情緒常會莫名的糾結，內心覺得很苦澀，性格變得矜持，常常處在焦慮、茫然的狀態。可以觀察自己，是否因為壓抑低落的情緒導致心理疲憊？神經失衡所致的睡眠困擾？胸悶？腸胃不適？胃痛？

**第二支**

缺乏覺醒與面對的力量。對於目前已轉變的局勢，你習慣使用舊有的模式與方法去應對，或許是沒有認知到目前遇到的問題，或是雖然意識到了卻不想面對。在工作上常常是努力付出的狀態，卻因為再怎麼努力也行不通，或無法達到平衡點，繼而產生無力感。因為渴望他人的支持與認同，而太在意別人眼光。又往往因想求全而委屈自己，卻難以獲得心中想要的肯定，將苦壓在心裡。在過往的經驗中，第一線的社工、醫護人員常常在第二支精油會抽到苦橙葉。

**第三支**

苦橙葉清新柑橘帶著深度的苦味，像似了解你內心深處所有不為人知的苦楚與委屈，能夠給你一個撫慰及擁抱的力量，讓你卸下心中的苦與包袱，放寬心去面對生活。當你學習不壓抑自己內心真實的需求，就會找到真正的答案，了解自己到底渴望什麼，也會覺得身心一點一滴被安撫，自然而然就會穩下來，開始用平和的方式表達自己的情緒與真實意願，和自己對話療癒。

# 佛手柑
# Bergamot

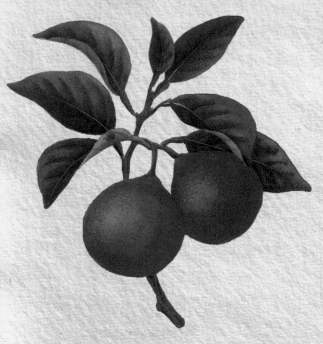

芳療使用的佛手柑精油算是誤譯，佛手柑在園藝上稱作香檸檬、油橙或貝加蜜柑，果皮光滑圓潤，前端稍尖，所以也稱爲「王子梨」。佛手柑原料及精油在香水工業上一直扮演著舉足輕重的地位，其香氣也是伯爵茶靈魂所在。

**拉丁學名**：*Citrus bergamia*

**重要產地**：義大利

**萃取部位**：果皮（冷壓）

**化學屬性**：酯類

**主要成分**：乙酸沉香酯，檸檬烯，沉香醇，呋喃香豆素

**植物科別**：芸香科柑橘屬

**氣味特質**：前味有清新、新鮮柑橘味，後味為帶有果香的淡淡甜味。

**主要功能**：對緊張情緒引起消化道的不適很有幫助，可減輕脹氣或是食慾不振。能安撫情緒，放鬆身心，降低緊張、焦慮、壓力。具卓越的抗菌功能，可改善皮膚及泌尿生殖的發炎。

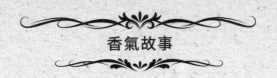

## 香氣故事

　　義大利人從 16 世紀起，就懂得把佛手柑當作抗菌、驅蟲劑和退熱藥使用。

　　嬌嫩的佛手柑，對於生長環境、氣候土壤等條件非常挑剔，全世界 90% 產量是來自義大利南部的卡拉布里亞（Calabria）。採收期為 10 月底至 12 月初，直到隔年 3 月結束。香味會依採收的時期而異，冬天的精油帶有綠色，香味清新；春天的精油是黃色，乙酸沉香酯的含量較多，所以味道聞起來比較圓柔甜美。

　　佛手柑的果實非常苦澀，基本上在歐洲沒有人當水果直接吃。在希臘，未成熟的佛手柑果實以雙倍蜜漬製成果醬或糕點後，可搭配早餐麵包和咖啡一同享用。

　　市面上有些佛手柑精油會標示 FCF，FCF 是英文 furanocouma-rin-free 的縮寫，代表將內含的呋喃香豆素去除，會減少精油的光敏性，在皮膚上的應用較為安全無虞，但此成分去除之後也會削弱佛手柑精油原有的芳療作用與特殊香氣。

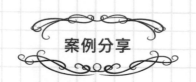

案例分享

　　小紹是個有著明亮雙眸的美麗女孩，愛笑、隨和的她十分討人喜愛。然而患了中度憂鬱症後，因無法克服悲觀的情緒，也無法承受過多的壓力，只好每個月固定到身心科診所諮商、拿藥。

　　原以為吃藥應該會改善，但長期下來藥物的副作用日漸影響了生活品質，讓她感覺精神萎靡、食慾不振、精神呆滯沒有動力，有如行屍走肉，而且不吃藥就無法入睡。

　　32歲的她，不想要一輩子都要一直看病、諮商、吃藥。她懷念曾經的無憂年少，渴望回到過去的健康。就這樣，我們在互信的基礎上展開了三年的療癒旅程。

　　三年的療程裡，小紹經常在抓周時抽到柑橘類精油，尤其第一或第二支常抓到佛手柑，至少抽到6次以上。她第一次聞到佛手柑的氣味就表示非常喜愛，直說這味道好陽光、好療癒、好讓人開心，甚至聞著就會讓人不知不覺放鬆下來。

　　小紹曾問我，為什麼抓周常常都會抽到佛手柑呢？

　　由於不希望喜愛自己的人失望，小紹過去經常勉強自己滿足他人的期待。壓抑久了，漸漸也脫不下偽裝的面具。每一次說完「好呀，沒問題」這句話後，聽到別人讚賞時，都會特別厭惡自己。明明自己不具備相對應的能力，卻常答應別人一定會把事情完成。

雖然她也想學習處理，但每次一想到要花很多時間精力，便無法堅持，又不甘示弱，讓人知道她做不好會很丟臉，如此反覆糾結造成巨大壓力，為了逃避，而下意識選擇了拖延。

　　我告訴她：「除了答應以外，你還有一千種有禮貌又不違心的回覆方式，當然，首先，你得先學會真誠地面對自己，不能再敷衍虛應自己了。」

　　就這樣，我們繼續第二年的療程。此時小紹已經有勇氣揭露自己真實的狀態，並釋放壓抑的情緒了。越加認識、接納自己的小紹，在第三年身心更加穩定，也學會微笑而有自信地向他人表達：其實這不是我的強項，但我願意試著協助你。她於是跟醫生商量，調降平日服用的藥物量。

　　漸進式調整藥物後，極可能會帶來焦躁、不安，我因此囑咐小紹要繼續保持白天至少 30 分鐘規律運動、晚上好好睡覺、多吃柑橘類水果、紅黃色蔬果，還有，不要過度勉強自己，試著放鬆，更要記得嗅聞塗抹特調的佛手柑按摩油，隨時支持自己。

　　到了第四年，懂得平衡自己的小紹，已經不需要身心科的治療了。她漸漸重拾清亮的眼神、奪目的神采與甜美的笑容，展開自己的寫意人生。

現在偶爾聯繫互相問候時，她表示還是很喜歡嗅聞佛手柑精油，尤其是在不順心的時候，那清新細緻的氣味總會很快地帶走陰霾，還給自己一片風和日麗。她甜甜地說：「佛手柑就是我心中永遠的小太陽。」

## 芳療的佛手柑、中藥的佛手柑 和佛手瓜是一樣的東西嗎？

芳療的佛手柑
（*Citrus bergamia*）

芸香科柑橘屬。芳療使用的佛手柑其實應該稱為香檸檬或貝加蜜柑，果實較小如拳頭狀，形狀似梨，果肉酸澀。

中藥的佛手柑
（*Citrus medica var. sarcodactylis*）

芸香科柑橘屬枸櫞的變種。為中醫用來疏肝理氣、和胃化痰的藥材。果實在成熟時各心皮分離，形成細長彎曲的果瓣，狀如手指，故名佛手。氣味其實接近清爽的檸檬氣味。

佛手瓜
（*Sechium edule*）

葫蘆科刺果瓜屬。外觀為果梨形，有五條明顯的縱溝，成熟後會由綠轉白，可食用。龍鬚菜就是佛手瓜新生的嫩莖。

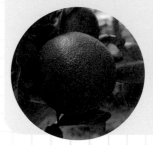
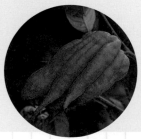
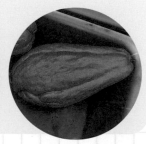

**第一支**

**第二支**

**第三支**

佛手柑 Bergamot

這段時間你貌似願意接納外在訊息、傾聽他人的想法、樂意與人互動，但其實心裡藏著說不出的焦慮、擔憂與煩惱、糾結。可以觀察自己是否會心浮氣躁，動不動就發怒，對很多事情有負面的批判？很容易悲觀的情緒上身或鬱鬱寡歡？是否胸悶，容易晚睡又失眠？是否因為憂慮而影響食慾，或感到腸胃道不適？

你欠缺釋放壓抑的方法，自然而然總會採取逃避的方式，讓自己暫時逃離壓力的緊迫感，因此不論是生活、還是工作、還是情感、都會牽扯拖拉很久。在執行之前會沙盤推演很多可行的方案，但每次想到要面臨的問題，和不確定會產生的後果，身體出於本能就想去逃避或壓抑這些感受。直到被折磨到不行時，才又去想如何解決，周而復始，使得問題遲遲無法改善。

你需要學習宣洩並真實表達自己的感受，讓心平靜下來，不要再隱藏脆弱、也別再壓抑負面情緒。佛手柑帶著清晨露珠陽光般的清新、令人愉悅地新鮮柑橘香味，能夠安撫焦躁不安的情緒，有助於進入放鬆狀態，進而釋放壓抑卡住的情感。在佛手柑如陽光般燦爛、滿溢能量的鼓舞下，重新出發後的你能更積極地面對生活，並把重點放在解決問題上，一掃所有的陰霾與憂鬱。建議在睡前嗅聞使用，既有助於放鬆又助眠，效果絕佳。

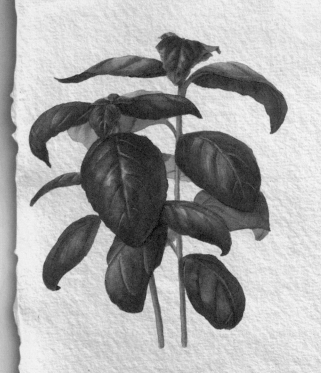

# 甜羅勒
# Basil sweet

羅勒爲矮小、幼嫩的唇形科藥草植物，品種眾多，最適合芳療的是開粉紅色花朵、含大量沉香醇成分的法國羅勒，也稱甜羅勒、沉香醇羅勒或聖約瑟夫草（St. Joseph's Wort），主要生長在地中海與亞熱帶地區，也是西方料理中常用的香草植物。

**拉丁學名**：*Ocimum basilicum*

**重要產地**：埃及、歐洲、美國

**萃取部位**：全株藥草（蒸餾）

**化學屬性**：單萜醇

**主要成分**：沉香醇、甲基醚蔞葉酚

**植物科別**：唇型科羅勒屬

**氣味特質**：香甜略帶辛香的九層塔味

**主要功能**：對緩解神經失調、偏頭痛是很好的滋補品。可補強消化系統、生殖系統女性經血過少，並改善痛經。

人類使用羅勒已有數千年歷史。

古埃及祭司發現，羅勒針對頭部病症特別有效，因此常編成花冠戴在頭上，也用於沐浴、製作御用藥膏、防腐劑。

在古印度，羅勒是奉獻給諸神的高貴香料，上了法庭必須對著羅勒起誓，而且不論生、死者的身上或是居家環境，只要有羅勒就能避邪、保平安。有些地區，人們參加祭典前會先嚼食羅勒，以祈聖化身心獲得天啓。

羅勒的英文名 Basil、拉丁學名 Basilicum 都是源自希臘語 Basilikon，意為君主，君王也會在祭典儀式中淨身塗抹羅勒精油，在西方世界一直以來都是高貴的香草，具有神聖的地位，因而有「香草之王」、「國王的草藥」之稱。另有一說，羅勒的名稱來自於一種傳說中雞頭龍身的怪物——毒蜥（basilik），據信羅勒能夠解除這種怪獸的毒性。

此外，也有傳說耶穌復活後，墓穴旁長滿了羅勒；羅馬皇帝君士坦丁大帝在十字對生的羅勒旁，發現了真十字，因此往後東正教祭典的聖水都是以羅勒調製並供奉在教堂。

甜羅勒因為香氣獨特，在香水工業也廣為運用。

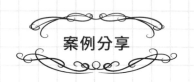
　　30 歲的殷殷不擅長交際應酬，每次同事有說有笑的時候，她總插不上話，或是不小心就成了句點王。這種邊緣人的狀態，從小到大好像沒變過，身邊也沒多少人真正理解她，殷殷因此一直覺得很孤單。

　　第一次來做療程時，我讓殷殷嘗試香氣抓周，她抓到**純正薰衣草 –甜羅勒 – 葡萄柚**。當時殷殷立刻表現出對甜羅勒氣味的反感，我微笑地向她保證，會試著讓她只接收到它的好，卻聞不到討人厭的味道。

　　就這樣，第三次療程時，殷殷終於忍不住好奇地發問，是否三次療程中使用的按摩油都有加上甜羅勒，為什麼沒有聞到那個像九層塔一樣討人厭的氣味呢？「這三支精油是對應到我的現況嗎？那它到底怎麼幫我調整呢？」

　　「我知道你不喜歡，所以在比例上幫你調整過了。**純正薰衣草**讓我知道你很容易對別人好，總是習慣性地付出，卻很少照顧自己的需求。**甜羅勒**告訴我，你最近喉嚨像是卡住一般，難以表達內心真實的想法與感受。**葡萄柚**則是希望陪伴你，一步步地地重拾你本性上的愉悅幽默感，坦然接納自己的不完美，用輕鬆的心情來面對這個世界。」

　　殷殷深深吸了一口氣，盯著我瞧了好一會兒：「老師！你完全說中了我的狀態，而且可以稱得上正中痛點！」

　　原來前些日子殷殷才因老闆覺得她在工作上表現不理想而被約

談，尤其是小組分工時，無法與人互助合作，所以提出方案要她改進。殷殷覺得老闆不理解自己，一時著急，又拙於表達，竟當場掉淚！老闆見狀更不愉快，直說僅僅溝通工作事項，何以需要以淚洗面？此後對殷殷的工作能力產生質疑，把許多她的業務轉派其他同事。她現在在公司的狀態就好比在冰庫。最令她難受的是，就算內心很焦慮，卻完全不曉得能怎麼辦；想跟老闆溝通，也不知從何說起，很怕日後狀態會越來越糟。

「殷殷，一個人若無法在恰當時機點表達出應該以及想說的話，在工作或是與人交往上，都非常容易產生隔閡，這是避免不了的！你要不要試試看，除了療程時我幫你處理，回家後也多多嗅聞、擦拭按摩油，讓甜羅勒能量協助你更有勇氣、完整地表達出自己的想法。」這次，殷殷毫不遲疑地點點頭，她實在太渴望能改善目前的窘境了。

幾個月過去，我接到殷殷的來電：「老師！我依照您教的方法，每天都會找出時間接觸、嗅聞你幫我調的按摩油。原本常覺得自己的喉嚨是卡卡的，說話時也一樣，很不舒服，使用也還沒察覺什麼大變化。不料，這個禮拜主管找我談關於我的工作去留問題時，我雖然同樣很震驚也很憤怒，不過這回，我居然有心力讓自己靜下來，試著完整表達自己的初衷、想法與作為，解開誤會。最奇妙的是，主管又給了我機會，把原本的業務交還給我！而且這陣子，我更是鼓起勇氣，面對小組同事同樣試著完整表達，我發現，連同事對我的態度也開始

變化了，至少不再像過去一樣，把我當成難以合作的對象。」

危機終於解除！時至今日，5年後的殷殷更獲得老闆信任，升任為主管了。

最討厭的味道，會不會是我們最缺乏的元素呢？往往我們所排斥的，就是我們所壓抑的，也許也正是最需要加強的環節？正視、接納並正向地運用它，不管是何種經驗與覺察，我相信一定能從中看見我們所隱匿、不理解的部分，而成就更完整的自己。

## 甜羅勒與九層塔是一樣的嗎？

皆為羅勒屬，兩者學名相同，
因生長地區不同，而有化學形態的差異。

**甜羅勒（*Ocimum basilicum Ct Linalool*）**
唇型科羅勒屬，又稱為沉香醇羅勒，葉子較為圓胖有光澤，香氣溫和，是義大利麵基礎醬料「青醬」的主要製作食材。

**九層塔（*Ocimum Basilicum Ct. Methyl Chavicol*）**
唇型科羅勒屬，又稱熱帶羅勒，葉片較細長。台灣常見有兩種：青骨味道較淡，可用於煎蛋；紅骨味道較濃郁，適合爆香。

甜羅勒 Basil sweet

**第一支**

這段時間你具有熱情、容易信任別人的傾向。但最近似乎感覺自己的想法不太被人理解，常遇到有話想說、說不出口、或是不知道如何說出心裡想法的狀況。可以觀察自己在生活中是否因為工作內容變動，需要調和安排，而感到焦慮？常常覺得喉嚨卡卡的？因為過度勞心而頭痛？腸胃的消化能力變差？

**第二支**

第二支精油抽到甜羅勒的你不太能夠表達內心真實的想法與感受。也許是因為不希望別人發現自己真實的情緒，擔心表達情緒會給自己帶來傷害。更多是因為不想要被約束，想要隨興，所以隱藏情緒。然而不去表達自己的真實感受和需求，久而久之，孤獨感會越來越深，也很難讓人理解你內心深處真實的自己，反而會與外界隔絕，將自己推向自我封閉的境地。

**第三支**

香草之王甜羅勒強大的植物能量，能讓你真心實意地表達情緒與想法，學習覺察自己不敢表達的真正原因。當你清除雜念，相信自己內在直覺的引導，就能聽見自己心中的聲音；活得真實無畏，就能活出信心百倍；有勇氣自信地表達自我，就能獲得心靈上的釋放與昇華，君王之氣自然而然展現。

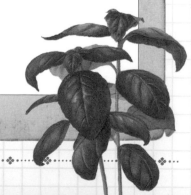

# 甜茴香
# Sweet Fennel

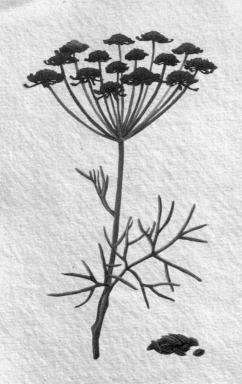

為歐洲很常見的繖型科野生藥草，主要分布於地中海沿岸。屬名 Feniculum 來自拉丁文 Fenuculus，意為小乾草。細小葉片狀如羽毛，聞起來有乾草的氣味。花朵為黃色。

**拉丁學名**：*Foeniculum vulgare*

**重要產地**：法國、克羅埃西亞

**萃取部位**：種子（蒸餾）

**化學屬性**：醚類

**主要成分**：反式 - 茴香腦、茴香酮、α- 蒎烯

**植物科別**：繖型科茴香屬

**氣味特質**：氣味略帶甜味及直爽八角味

**主要功能**：緩解腸胃不適，含有類雌激素效應，幫助緩解經前不適、經痛等經期問題，也具有催奶、防便秘、提高免疫力的功效。

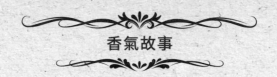

## 香氣故事

　　古希臘神話裡，神的後裔普羅米修斯從天神宙斯的灶爐盜取火種，藏入茴香的莖中，將火種帶來人間，照亮了大地。茴香於是成為承載人類之光的神物。

　　馬拉松長跑（marathon）希臘文的原意就是很多茴香的地方，也是馬拉松戰役的決戰地。人數不到一萬人的雅典部隊，在長滿茴香的平原上對抗十萬波斯大軍，雅典士兵菲迪皮德斯在茴香平原竭盡氣力地奔回雅典傳遞獲勝訊息，最後力竭而亡。後世發起馬拉松長跑競賽，銘記歷史的哀榮，而茴香也成為成功、榮譽與耐力的象徵，被一起編織在勝利者的桂冠上。

　　早在古埃及時代，人類就會把甜茴香加在食物裡幫助消化；印度會作為飯後清新口腔類似薄荷糖使用；歐洲中世紀時期，則會把茴香等香草掛在門上對抗邪靈保平安。

　　古羅馬戰士行軍時則會食用茴香作為戰鬥的準備，凱旋而歸的戰士會授以茴香花冠以資鼓勵。希臘人也喝茴香茶減肥，茴香茶因此有馬拉松茶之稱。古希臘醫師希波格拉底還發現茴香能刺激乳汁的分泌，直到今日，歐洲婦女產後仍會喝甜茴香茶。

## 案例分享

　　潘潘年約四十，家庭、事業穩定，生活幸福。有回她在療程中提到打算報名金融課程進修與考試，雖然所費不貲，得花很多額外時間、心力，但念著對日後職能的加分，連先生也都舉雙手贊成，信念滿滿的她，看起來是勢在必得。沒想到一個月後見面，潘潘卻改口決定報名花藝師培訓。

　　面對我的疑惑，潘潘回道：「後來我覺得花藝師更適合我，老在同一個領域打轉沒意思！換個方向發展應該會更好！老師，您幫我想想，我要怎麼說服老公支持我呀？」

　　「那，你真正想做的是什麼呢？」潘潘沒有回應，只繼續追問：「老師！我只想知道怎麼讓先生支持我？」

　　我提議潘潘抓周，看看同頻共振的精油能怎麼幫助到她。潘潘的三支精油依序是：**檸檬香茅 – 甜茴香 – 胡椒薄荷**。我向她解釋：「**檸檬香茅**代表最近的你特別想要走出原來熟悉的領域，突破現狀。**甜茴香**反應你的心裡有很多想法與創意，但缺乏執行力。**胡椒薄荷**可以協助你看清事實，分辨輕重緩急，掌握做事的分寸，在繁瑣中好好完成每一件事情，不會被流言蜚語耽誤。」

　　潘潘瞬間像是遇到知音一樣，認真地說：「老師！我去上了兩個禮拜的金融課程，太難了！而且準備時間只剩 60 天，我覺得我辦

不到！我鐵定考不上的，我不想丟臉。」

「之前妳說要全力以赴準備課程考試，我才替你開心呢！如果因為害怕跟擔心就放棄，真是挺可惜的。而且妳先生不止全面支持你，還幫妳付了學費，兩個禮拜算是適應期，就要全盤放棄嗎？留下一個不戰而逃的記憶給自己，會不會感覺有點糟？」

潘潘一直有虎頭蛇尾的習慣，因此一開始先生不太相信她真有毅力完成考試，但最後還是決定全力支持。潘潘原本也是打著使命必達的想法報名的，只是上了課之後，發現真的很困難，一想到若沒考好被親友嘲笑的場景，就無法忍受，所以才想換一個不一樣的。

「每件事的過程中都有瓶頸與挑戰，如果是因為這樣而放棄，恐怕只能不斷換目標了。要不要給自己一段時間，試著接觸甜茴香按摩油，讓它的能量振頻來陪伴你，幫助你一步步實踐你的理想？好的發想，如果缺乏一個堅實有力的步伐，挺可惜的。」

潘潘考慮了好一會兒，決定咬著牙再努力看看。兩個月過後，潘潘告訴我，她果真沒有通過考試。

「沒有考好是因為準備太少。兩個月後還有一次補考的機會，我想拼拼看！若是從前，我早就放棄了，還會認定這條路不適合

我。」我笑著看著潘潘，她的心態真的很不一樣了。

　　兩個月後補考完，潘潘的成績還是差了一點點。我問她接下來的打算，沒想到她一臉堅毅地表示會再好好複習準備，參加一年後的考試。

　　「經過這次的經驗，打破了我從前的慣性，原本以為被嘲笑是必然的，但事情好像沒想像中的嚴重。事實也驗證一分耕耘一分收穫，我有信心，經過充足的準備，下次可以把這件事情做得更好。

　　我很喜歡甜茴香的氣味，它給我一股無形的支持力量。從前雖然也時不時地鼓勵自己，但總堅持不了太久就無疾而終。這次，我真的覺得自己發自內心願意，也有信心可以把這件事情做好。謝謝你讓我認識這支可以給我力量的精油！」

## 甜茴香與蒔蘿有什麼差別？

### 甜茴香（*Foeniculum vulgare*）

繖形科茴香屬，較粗也較綠，莖嫩葉的部分具有甜味跟八角香味。具特有的香味，很適合入菜，搭配其他食材一起烹煮。

### 蒔蘿（*Anethum graveolens*）

繖形科蒔蘿屬，無八角味，跟茴香長得很像，但外型較纖細。西方料理常用來與魚、蛋一起烹調，以減少腥味。市面上的茴香水餃裡包的常是蒔蘿，台語叫「茴香仔」。

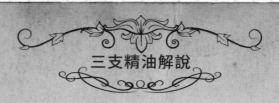

甜茴香 Sweet Fennel

**第一支**

這段時間你讓人感覺很有想法也有行動力。雖然想法創意很多，但執行力差，行事容易虎頭蛇尾。時常想東想西，尤其常想到讓自己害怕退卻的事情，也非常在意他人的想法及世俗的眼光。可以觀察一下自己腸胃系統的狀況如何？是否會特別用吃來發洩？是否易有經前症候群？

**第二支**

缺乏自信，時常擔心自己做不好。每個人都可能會經歷挫折與失敗，當你看扁自己時，做任何事情都會自我懷疑，萌生自己不夠好的恐懼。長期下來容易有三分鐘熱度的傾向，對他人的看法也變得患得患失，擔心別人嘲笑自己、害怕失敗等等，如此不斷惡性循環。內心的信念非常重要。想要心無旁騖、更有效率地達到目標，很多時候都取決於你相不相信自己能夠做得到。

**第三支**

甜茴香甜美帶有直率辛辣氣息，能點燃你的能量，讓你開始學習不再浪費時間將注意力放在別人身上，而是肯定自己的一切，相信自己可以完成。內心篤定的那股力量，會讓你更有信心地去面對當下的問題、面對每件事，活出真正的自我。就像普羅米修斯最初帶給人間的光明，小小的火苗具有燎原的強大力量，便能改變自己的世界。

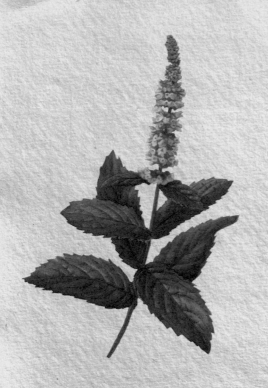

# 胡椒薄荷
# Peppermint

胡椒薄荷又稱爲歐薄荷，是綠薄荷和水薄荷的雜交種，爲常見的多年生草本植物，適應性強，繁衍快速，只要陽光水分充足，中、低海拔皆能種植。主要成分爲薄荷醇，有著強勁的清涼感，能夠舒緩暈車、胃脹氣等不適感，也因香氣穿透性高，相當適合用來提振精神。

**拉丁學名：** *Mentha Piperita*

**重要產地：** 美國，法國，印度

**萃取部位：** 整株（蒸餾）

**化學屬性：** 單萜酮

**主要成分：** 薄荷醇，薄荷酮

**植物科別：** 唇形科薄荷屬

**氣味特質：** 氣味清新有涼感

**主要功能：** 促進排汗、清咽潤喉，能減輕脹氣、改善疼痛，清涼感可舒緩發癢，也能改善暈眩感與沉重感，止暈。

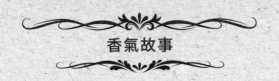

## 香氣故事

希臘神話裡，冥王黑帝斯迷戀美麗的精靈曼茜（Mentha），讓冥后波瑟芬妮大吃飛醋。為了讓冥王斷念，波瑟芬妮將曼茜變成了一株低矮不起眼的小草，匍匐地面任人踐踏。冥王黑帝斯為了補償曼茜，就把她變成了帶有香氣的小草，越被摧折踩踏生命力越強，芳香也越濃烈。這株曼茜幻化成的芬芳小草，就是我們熟悉的薄荷。

薄荷在古希臘、羅馬時期就已作為入浴香料或拿來製酒；在右手手腕配戴薄荷，在當時是一種強壯的象徵。維納斯神廟旁曾栽種了很多薄荷，所謂的「維納斯的王冠」便是用薄荷編織而成。

希伯來人用薄荷製成香水，增加魅力。至於薄荷用來清潔、芳香口腔，驅逐空氣中的異味，則是十四世紀之後的事。

在東方，薄荷是一味辛涼解表的中藥，民間也經常在夏天採新鮮薄荷葉泡茶，清熱解暑，是古人最常用的藥用植物之一。

薄荷存在感、領域性極強，會把盆栽空間全部佔滿，完全不讓其他植物有容身之處。其生命力也非常旺盛，如果根沒有乾枯，修剪後直接埋在土裡，便會再重新生長。這是不是正呼應了希臘神話故事中，越受挫折生命力越強的芬芳小草呢？

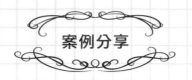

案例分享

　　胡椒薄荷是維維一生的摯愛，時不時在她身上都能嗅到那股清新的薄荷味。

　　她特別喜愛胡椒薄荷清涼的舒適感，尤其是身處台灣這樣悶濕的海島型氣候，在粘膩、燠熱的夏天，不論擦頭、擦身體、擴香，都比吃冰、泡在水裡更讓人舒暢！

　　然而維維調油時，胡椒薄荷的劑量都必須使用到濃度 30% 以上。看見我吃驚的神情，她不但再三強調沒問題，還不以為意地補充說明：她這麼使用已經超過四年了，最初從低劑量開始嘗試，不到一年，因為越來越無感，便不斷增加濃度。

　　我觀察到維維的個性直率且精力充沛，想法多到停不下來，的確與她霸氣外露的御姐形象非常匹配。但長期以來高濃度精油的使用模式並不理想，實在需要調降劑量。但，維維能接受調降劑量嗎？我決定伺機而動。果真，一開始建議的時候，維維相當堅持己見，一點也不願意配合。

　　然而之後的療程當中，維維頻頻出現狀況，包括情緒起伏落差大，常常陷入歇斯底里的狀態，主觀意識強烈，完全聽不進去任何人的建議……。幾次我試圖與維維溝通薄荷的用法，最後卻弄得自己幾乎無言以對。

直到第四次療程，我建議維維嘗試香氣抓周，她拿到了**完全依蘭 – 玫瑰天竺葵 – 胡椒薄荷**後大笑興奮地說：「老師！你看！連老天爺都知道我不能沒有薄荷！」

　　「維維！我知道你非常喜歡薄荷，但，如果你所有一切都被薄荷給佔滿了，你真心覺得，這樣的生命，夠精彩、夠完整嗎？每一支精油其實都有不一樣的植物性格與功能，也都有各自不同的優點與缺點。況且過猶不及，物極必反 —— 你已經將薄荷使用到極致了，目前最需要的反而是平衡自己。你抽到這支精油的意義，是要讓你學習薄荷的優點，讓薄荷陪伴你看清心中的方向，開展生命不同面向的智慧與熱情。」

　　這次維維終於願意靜下來思索我所說的話，於是我藉機建議她，在 3% 的配方中先把薄荷的劑量降低一些，把完全依蘭與玫瑰天竺葵比例調高，並請她好好感受其他對應到的兩支精油，是否對她也會有不同的意義、產生不同的幫助。

　　接續下來的療程裡，我半哄半讚許地讓維維習慣低劑量的使用方式，就這樣努力修正了大約半年時間，有一回療程結束後，維維看著我抿嘴笑著說：「老師！最近我老公說我變了！說我怎麼越來越善解人意、越來越溫柔，而且，不再那麼鴨霸，那麼常常瘋狂失

控了！他還稱讚我變得比較好溝通。是真的嗎？從前的我，真的有那麼恰北北嗎？」

我忍不住大笑，反問維維：「那，你覺得呢？」

## 胡椒薄荷與綠薄荷的差別在那裡？

兩者是近親，都能緩解消化道的不適，提振精神。

胡椒薄荷（*Mentha Piperita*）
也稱歐薄荷，主成分是薄荷醇，氣味比較清涼具有穿透力。

綠薄荷（*Mentha spicata*）
又稱留蘭香，主成分是左旋香芹酮，氣味香甜比較圓融，著名的青箭口香糖就是這個味道。

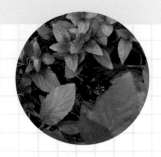 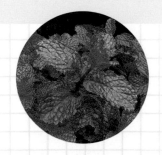

**第一支**

平時是一個自信滿滿、個性靈活且精力充沛的人,具有不拘小節的特質。近期卻有缺乏自信的傾向,內心有疑惑,很渴望有新想法,希望能看清事情真相,但卻因為為人處事太過直來直往,或不善變通,而顯得過於強勢霸道。建議觀察看看,近期是否有因過度消耗腦力,導致精神疲憊、歇斯底里的狀況;有些人甚至會有腸胃道的症狀。

**第二支**

缺乏適應能力,連帶影響到判斷能力,導致無法設定明確的目標,也容易受到他人言論或行為的影響而停滯不前。依據過往個案經驗,第二支精油抽到胡椒薄荷的人,常是剛換新環境、新工作、新領域,或是在個性上缺乏行動力、對於未來方向毫無頭緒,因此容易對自己定位感到迷惘。這時只要一點旁人的雜音就會讓你動搖,覺得渾身不適,以至於裹足不前。

**第三支**

芳香開竅的胡椒薄荷有讓「氣」流動的特性,清新疏通的氣味能夠快速地轉換你的情緒,強化心智能力,讓人看清事情的輕重緩急。一旦掌握到自己的節奏,走回屬於自己的道路上,就不易陷入繁瑣的漩渦,也不會在意那些阻擋在前的困難和言語。當找到自己的定位,知道自己存在的價值,就會如神話故事中的曼茜,即使被踐踏、被冷落,仍然散發出濃郁的香氣,展現生命的熱情。

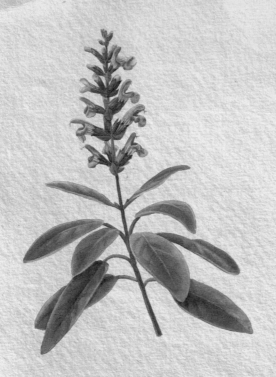

# 鼠尾草
# Sage

鼠尾草英文名 Sage，是聖人、智者的意思，學名 Salvia 源自古拉丁文 Salveo，有治癒、拯救之意，自古就被奉爲聖潔、治百病的藥用植物。

**拉丁學名**：*Salvia officinalis*

**重要產地**：法國、克羅埃西亞

**萃取部位**：全株藥草（蒸餾）

**化學屬性**：單萜酮

**主要成分**：側柏酮、樟腦

**植物科別**：唇型科鼠尾草屬

**氣味特質**：清澈的藥草味

**主要功能**：舒緩經痛，調整荷爾蒙失調所導致的各種更年期問題，抗菌抗感染（黏膜發炎消解黏液），可增強免疫系統，也有助於消炎止痛和放鬆肌肉。

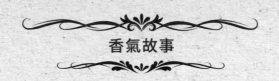

## 香氣故事

　　古埃及人用鼠尾草來治療不孕，古希臘人則用以治療頭痛、緊張、眼疾，不孕、感冒及傷口處理。

　　古羅馬人對待鼠尾草就像對待天神一樣，要先獻祭，慎選清淨男子，灌沐著白袍赤足後才能採收。古阿拉伯人則把它當成長生不老藥，甚至流傳一句諺語：如果一個人的花園裡種植了鼠尾草，他怎麼可能會死？

　　在中世紀的歐洲，鼠尾草廣用於料理、茶飲以及治療各種疾病和症狀，甚至比薰衣草還萬能，被稱為窮人的藥草。時人認為鼠尾草與家庭（尤其是女主人）的命運相連，一戶人家興不興盛，看門前的鼠尾草便可知道。

　　另有一說，聖母瑪麗亞帶著耶穌躲避希律王的追兵逃往埃及途中，曾請求周遭盛開的玫瑰、丁香花掩護自己遭拒。然而當瑪麗亞請求鼠尾草庇護時，善良的鼠尾草迅速長高，將瑪麗亞包裹在花葉之中，讓她成功躲過追捕。為了表達感激，瑪麗亞為其禱告，鼠尾草於事成為具有多種療效的聖草，也成為人類最喜愛的花之一。此後教堂在聖母升天日會以鼠尾草來紀念，鼠尾草也因此有「聖母草」之稱。尤其是聖誕節時，更被視為聖母瑪莉亞的化身，是紀念耶穌基督誕生的神聖香草。

雯雯是上班族，卻一直很嚮往創業成立身心療癒的工作室。每次閒聊，她總會問我創業的經驗與建言。有幾次在療程中，發現她全身的肌肉特別地緊繃、僵硬。

雯雯告訴我，她這陣子頻頻感冒，免疫力下降，除了渾身酸痛外，經期也特別地難受。療程結束時，雯雯接著說，她已辭去工作，準備要開工作室了。

祝福之餘，我也關心她所做的準備。深談後才發現，雯雯對工作室的前景有著樂觀、美好的期待，但對自身專業定位卻沒有明確的了解。我於是委婉地提醒她，是否讓自己具備兩種以上的相關專業，會更具有市場優勢呢？然而當下喜氣洋洋的雯雯覺得只要掌握好她最專精的牌卡，其他都不是問題。

隔了幾個月再來做療程，雯雯看起來無精打采的。她說工作室開張後，個案數量並不如預期般地成長，讓她有些焦慮。

我於是讓雯雯抓周。抽到**葡萄柚－胡椒薄荷－鼠尾草**精油的雯雯好奇地問我：「這三支精油對我有什麼特別的意義嗎？」

「有的。**葡萄柚**代表你現在應該是處於疲累、緊張的狀態，而且情緒焦躁，要多注意自己的消化道健康喔！**胡椒薄荷**則指出，個案沒有買單，或者其他關心你的人在言論或行為上影響你的現況，

讓你呈現出裏足不前的窘境！最後一支是**鼠尾草**精油。當這株從古至今都象徵著神聖與智慧的藥草的出現，就代表著現在的你，要開始學習啟動自己的智慧。第一要務就是覺察自己的不足，去補足所缺乏的部分，這樣才會日漸開顯你的身心智慧之門。

這個配方建議塗抹在腹部，要留心鼠尾草精油的劑量，因為含有單萜酮成份，所以 3% 即可。不建議使用擴香的方式。」

實行了幾個禮拜後，再來找我的雯雯表示，雖然工作室的狀態還沒有改變，但是自己的心態好像有些轉變了。就這樣，半年後，我見到笑著走向我的雯雯。

「老師！很謝謝您給我的建議，我後來記得了！其實，一開始您就跟我提出很多有用的大方向，但，當時的我完全沉浸在創業的期待裡，沒細聽老師的話。

這段時間，我按照老師所建議的方法，常常接觸鼠尾草按摩油，很奇妙的是，除了身心變得舒暢外，我也開始看到自己沒有想過跟規畫到的盲點，比如我沒去考慮自己所能提供的附加價值是否足夠、經濟來源方式是否太單一？空間雖然很大，但運用率太低，並不符合經濟效率。

察覺這些實際的問題後，我就開始去找了一份半天的工作，先

維持自己的生計，工作室也分租一部分出去來減輕成本負擔。另外，更利用空餘時間學習相關專業、實際做個案來累積更多經驗值。我想，這一切就是鼠尾草希望我學習到的人生智慧吧？

以前若是碰到這種情況我肯定就放棄了，所以，這次家人都很訝異！大家都賭我開業半年內就會鳴金收兵，沒想到我居然堅持了下來，我也很開心看到自己的蛻變。我感覺到內在有一股支持的力量，讓我不再像從前把大把時間花在作繭自縛上，看清方向、及時行動，真的很重要呀！這對我來說是很可貴的體驗！原本創業是為了達成夢想，做助人的工作。沒想到，卻是自己先成長、受惠了，好奇妙呀！」

## 鼠尾草與白鼠尾草有什麼差別？

鼠尾草（*Salvia officinalis*）
歐洲常見的藥用芳香植物，多作為廚房用香料、醫療用藥草，或萃取精油之用。

白鼠尾草（*Salvia apiana*）
原產地在美墨一帶，葉片彷彿蒙上一層白霜，看起來灰灰的。白鼠尾草大部分都曬乾，用來燃燒淨化空間跟驅蟲。

## 三支精油解說

你在這段時間展現具有活力、開朗、善良可愛的特質,很願意協助他人。然而對於工作、生活、人際上的目標其實有些混亂,是否覺得現在跟自己原來的初衷或期待有些落差?很容易執著於自己介意敏感的事情?請觀察記憶力是否變差,且容易鑽牛角尖?免疫力是否下降,常感冒或肌肉酸痛?

缺乏內在個人的穩定力量來堅定自己的理想與想法,尤其當處於負面狀態時,更容易受到他人的動搖與影響。這時若沒有信心,加上領悟力不夠,身心肯定會無法穩定,只會在腦海中編織架構而不去實現,淪於「空談」,如此便會在無限矛盾的迷途中徒勞無功,永遠無法達成。

清新具藥草味的鼠尾草,讓你學習增加理性,開啟智慧與覺知。「覺知與覺察」是一切智慧的開始,時刻安住於當下,多傾聽內心的聲音,有些道理便會在不知不覺間想通,也化開了自己過往的鑽牛角尖與敏感心結,看待事情的想法與觀點漸漸改變。鼓勵自己,跟隨自己的心靈與直覺,你會知道自己想成為怎樣的人。你會看到自己獨一無二的潛能。

# 義大利永久花
# Helichrysum

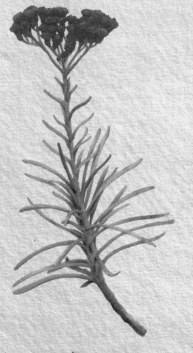

原產自地中海地區，生長在岩地或沙質土壤，可耐貧瘠的環境。每年六到七月盛開朵朵鮮黃色的小花，採摘後的花朵，在乾燥的環境下仍然維持著鮮豔的色澤，不會凋謝，又稱作蠟菊。英文名Helichrysum 是由希臘文代表太陽的「helios」以及代表黃金的「chrysos」的組合而成，意指如黃金般的太陽。在野地，它們是火災後第一個能復活的植物。

**拉丁學名**：*Helichrysum italicum*

**重要產地**：科西嘉島、義大利

**萃取部位**：頂端花朵（蒸餾）

**化學屬性**：倍半萜酮

**主要成分**：義大利酮、乙酸橙花酯

**植物科別**：菊科蠟菊屬

**氣味特質**：煙燻的龍眼味

**主要功能**：永久花精油一直是很重要的經絡用油，能處理氣血不順、經絡阻塞等疑難雜症。義大利酮可內、外化瘀，不論傷口血腫的瘀血、疤痕復原、甚至針對心靈長期的瘀滯內傷，都能有效的調理，還能促進細胞再生，讓肌膚回復健康緊緻；乙酸橙花酯則可安撫放鬆、抗痙攣、緩解心悸。

特洛伊戰爭結束之後，希臘聯軍英雄尤里西斯準備返鄉，不料，所乘坐的船隻，在航海途中遇上了狂風巨浪而沉沒。尤里西斯幸運地被海水沖到法伊阿基亞島，孤獨地在島上養傷，因緣際會遇見法伊阿基亞島國王的女兒娜烏茜卡公主。

這位從小就艷名遠播、一直保持著青春時期嬌豔面容的公主，見到人人歌頌的大英雄因為坎坷多舛的命運而意志消沉，因為受傷不癒而憔悴不堪，不禁心生憐憫，於是送了一瓶她常用的金黃色香油助他一臂之力。

她告訴尤里西斯，她就是以這種金黃色香油塗抹全身，因而一直保持著少女般的容顏、矯健的身姿，連心情都維持著輕鬆愉快。早已失去當年神采的尤里西斯，半信半疑地將金黃色香油塗遍全身幾次之後，恢復了健康，也恢復了當年的英雄氣概、年輕俊逸的容貌，更重拾起勇氣完成了偉大而艱辛的旅程。而這瓶珍貴如黃金的香油就是永久花精油。

## 義大利永久花與苞葉永久花有什麼差別呢？

都是菊科蠟菊屬，但不同種。

義大利永久花
（ *Helichrysum italicum* ）
主要產自地中海地區，以科西嘉島的品質最優，特色是含有義大利酮成分，可以化瘀。

苞葉永久花
（ *Helichrysum bracteiferum* ）
主要產地是馬達加斯加。含有 1,8 桉油醇成分。甜中帶涼，可溫和調理呼吸道發炎。

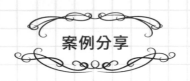

## 案例分享

這是一段療癒了四年的旅程。

一直給人樂觀印象的米亞向我表示，這陣子有段不想記得的過往頻頻浮現腦海，雖然已是多年往事，但只要憶起，憤怒與委屈的感受卻有增無減。

原來當年，閨蜜想創業卻不敢讓任何人知道，只告訴了米亞。米亞仔細聽了她的想法、規畫後，鼓勵她勇敢去圓夢。不料，對方興沖沖地創業後，一遇到困難就萌生退意，卻無法接受退場必需蒙受的損耗，更無法面對投注的金錢與心力付諸流水，於是把所有責任、怒氣轉嫁到米亞身上，認為一切全是米亞推波助瀾所致，希望米亞可以拿出一百萬來協助她收拾殘局，否則就是置朋友於不顧，哪天社會新聞出現她承受不住而跳樓的事件，米亞就是幫兇。

這番嚴厲的控訴，讓米亞震驚不已。當初只是支持好友做她最想做的事情，如今不僅受到恐嚇、要脅，連她們共同的友人在閨蜜聲淚俱下的泣訴後，也對置之不理的米亞頗多斥責。

米亞當時還很年輕，心窩子插刀無數，卻百口莫辯。明明委屈的是自己，重感情的米亞卻依然擔心好友真的想不開，心情沉重到喘不過氣。滅頂般壓力讓米亞無法思考，咬牙地到銀行借貸了一百萬，硬是背下了債務，讓閨蜜輕鬆地全身而退。

此後的米亞，因激增的經濟壓力而讓生活完全走樣，內心強壓的委屈更是讓她鬱悶難當，常常生出死念，終究靠著堅強的信念度過這段低潮期。

然而心中的屈辱與被背叛造成的傷害，使米亞對人產生了不信任和恐懼感。她與這群朋友斷了聯繫，更不願意提起這件傷心事。但隨著時間的流逝，以及樂觀的天性，米亞開始想為自己療傷。

我於是告訴她**義大利永久花**精油陽光般的能量，能幫助她打開心門沉痛的枷鎖。唯有直接面對，接受改變，生命才有機會重新流動、再生，也才有機會展開療傷修復的旅程。我請她每天睡前使用永久花加山金車基底油，輕輕以指腹按摩心輪的位置，好好安撫受過傷的心，過一段時間再感受看看，有沒有什麼不同？

後來米亞告訴我，在心輪塗抹永久花時，常常會夢到那段痛苦的過去，醒來時淚流滿面，有時還會感到胸悶、心痛。不過奇妙的是，那道傷疤千瘡百孔，卻同時有一股暖流開始緩緩地流動。我問米亞是否還想要走這段旅程，她堅定地回答我，她想好好地把這學分修及格。就這樣，永久花陪伴米亞走入第二年。

接下來兩年，每天睡前在心輪塗抹永久花的米亞，內心冰冷與凍結的刺痛感越來越少，內心淤塞的感覺也好像一點一滴地被化開

了，慢慢感受到輕鬆，再也不覺得心中壓了大石。

第四年，米亞告訴我，自己好像重生般，雖然疤痕還在，卻已被撫平，也感受到一股盎然的生機由內而發。

我好奇地詢問米亞如何確知自己已經復原，米亞說：「因為過去的陰影不再困擾我，我開始有安全感，能無障礙地與人相處，雖然還是小心謹慎，但已能沒有包袱地接受新的友誼。最重要的是，我終於有能力面對過去，跟從前的朋友見面後，我也能明確地說出實情以及當時被誤解、受傷害的感受了！而對於那位曾與我感情深厚的閨蜜，我選擇尊重自己真實的感受，與她畫清了界線。」

很開心看見努力療傷的米亞，由內而外所煥發的自信與自愛的光彩。但，我還是不放心地問道：「如果再讓你遇上好朋友，如同之前狀況，也徵詢你意見時，現在的你，會怎麼做呢？」米亞沉穩地回答我：「我會跟對方說，像這麼重大的決定還是需要諮詢專業人員，才能獲得最恰當的建議。好朋友可以給與支持鼓勵，但最終還是要自己做決定，並負責任。」

我忍不住鼓掌叫好！過去痛苦的經歷看來已化成了養分，正閃耀在米亞燦爛的笑容裡。

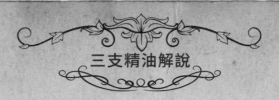

## 三支精油解說

**第一支**

在這段時間裡，你有著如永久花黃金顏色一般溫暖的特性，即使內心藏著心結或受傷的情緒，卻依然任勞任怨，善解人意。過往經驗裡，如果第一支精油抽到永久花，通常個案身心的症狀已經持續好長一段時間，心中往往有著說不清、道不明的千千結。請觀察自己是不是皮膚有外傷、瘀傷或扭傷之類的狀況。

**第二支**

缺乏打開困住受傷心門的鎖鑰。在成長過程中與人生道路上，難免有些事讓人覺得受傷。說服自己不去碰觸傷口，好像可以再次避免受傷，停留在原地似乎更不容易受到新的傷害。但不去回憶傷痛，將之隱藏，並不代表它不存在，長期下來，反而使你坐困繭中，失去了打開心門的力量，因而停滯不前。

**第三支**

義大利永久花具有陽光般的能量，能幫助你剝除層層封印的心門，一步步學會放下並抒發宣洩過往的陳傷隱痛，勇敢迎向陽光。唯有打開心門沉痛的枷鎖，直接面對，接受改變，讓曾經的一切缺憾成為滋養自己茁壯的養分，生命才有機會重新流動、再生。

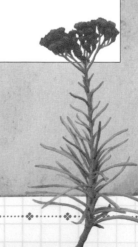

# 大西洋雪松
# Cedarwood

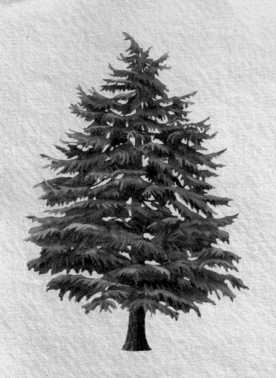

雪松被視爲地球上最珍貴的樹木，又稱香柏木，主要分布在北非阿爾及利亞和摩洛哥境內阿特拉斯山脈海拔 1300 ～ 2200 公尺的森林，樹齡壽命可達 1000 多年。幼時樹皮光滑，成年後轉爲深灰色，有深裂紋，是松科的長青樹，最高能長到 60 公尺，超過 30 層樓高。其學名 Cedrus 源自於阿拉伯文的 kedron，意爲「力量」，也是豐盛與權能的象徵。

拉丁學名：*Cedrus Atlantica*

重要產地：摩洛哥

萃取部位：針葉（蒸餾）

化學屬性：倍半萜酮

主要成分：雪松烯、大西洋酮，倍半萜醇

植物科別：松科雪松屬

氣味特質：木質的香氣，略帶有松脂味，尾韻有一股香甜氣息。

主要功能：整體可促進淋巴循環流動，化解支氣管感染、尿道感染、膀胱炎和陰道炎等問題，也可改善油性皮膚、頭皮屑、掉髮和脂漏性皮膚炎。

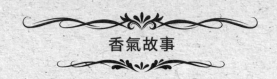

## 香氣故事

美索不達米亞地區流傳的神話裡，雪松是太陽神特遣兇猛靈獸看管的聖樹。古埃及人則從從敘利亞一帶進口雪松，廣泛用於製作神龕、大型陪葬品和棺木。在法老王的陵墓中就曾發現不少「千年古雪松」的蹤跡。據聞埃及人也使用雪松精油來防腐、製作木乃伊。

雪松自古以來就以其「力量」而聞名。《舊約聖經》中記載，雪松為上帝所栽種，是人世間的第一棵樹，因此又稱為上帝之樹。

後來所羅門王就是用雪松來建造耶路撒冷的聖殿，創世紀中大名鼎鼎的諾亞方舟，所用的材料也全部都是雪松。

雪松要長到足以當成頂梁柱，至少要 700 歲，因此也被稱作「生命之樹」。

## 大西洋雪松與維吉尼亞雪松有什麼不同呢？

*兩者都是神聖且容易引夢的精油，能透過夢的形式讓我們意識到心裡逃避的壓力與恐懼，藉由夢境使埋藏的問題浮現。*

大西洋雪松
（*Cedrus Atlantica*）
又稱白雪松，屬於松科，蒸餾出的精油較類似檀香的綿柔氣味，且會帶有一絲絲的黃色。

維吉尼亞雪松
（*Juniperus virginiana L.*）
又稱紅雪松，屬於柏科，比較矮小，會結出小巧可愛的漿果。蒸餾出來的精油則是透明狀，有比較沉穩的木質香氣。

## 案例分享

我對安妮的初始印象是嚴肅、一絲不苟，在她身旁，很難不繃緊神經。

然而事事親力親為的她並未因此過得順風順水，不但老闆嫌她吹毛求疵、辦事不力，下屬更是常常裝聾作啞，處處使絆子。感覺自己付出百分之兩百的安妮，只能在療程中傾吐，才能稍解鬱悶。

幾次的抓周，時不時會出現大西洋雪松這支精油，安妮從不曾在意過。直到一回，她煩惱地表示最近特別累，早上起來，關節各處很不舒服、甚至會沒來由地疼痛，想說多休息會改善，沒想到越休息越感疲憊。我一聽連忙建議她趕緊去醫院仔細檢查。將信將疑的安妮到大醫院檢查，最後診斷出罹患了僵直性脊椎炎。

安妮無法接受這個晴天霹靂。沒有家族遺傳病史，生活、飲食、作息皆中規中矩，也從不敢亂放縱，為什麼會罹患僵直性脊椎炎呢？面對她翻江倒海的不甘與怨恨，我於是建議她抓周，找尋最能對應到她 —— 是她目前最需要的 —— 能予最大支持的植物能量。這次她抓到的是**綠花白千層 – 大西洋雪松 – 絲柏**。

「老師！這代表什麼意思？為什麼我又抽到大西洋雪松了？」

「**綠花白千層**表示你總是給人理性、循規蹈矩的印象，但有時會讓人覺得固執而不近人情；生活中其實常卡關，內心被層出不窮

的問題壓得喘不過氣。**大西洋雪松**指出你缺乏放手與承擔失去的勇氣，找不到自己的定位，有些東西抓得太緊，其實並不是你需要的，只是為了滿足自己的安全感而已。**絲柏**則會協助你度過卡關帶來的不適，請你敞開心胸，打從心裡接受並迎接改變，這樣才能降低耗損的能量。記得嗎？之前我經常跟你說，抽到大西洋雪松代表你需要很多支持的力量。」

安妮沉思許久才說：「我對事情要求的確很高，是因為常感到不安，所以需要事事盯牢，確保每件事都要按步就班，才會放下心。我知道大家都說我固執，也得罪很多人，我認為這是責任，並不是很在意。」

我請安妮先嗅聞抓周的按摩油，然後深呼吸。慢活長壽的大西洋雪松和絲柏擁有許多值得學習的智慧，能夠滋養我們身心。

「安妮，你很有責任心，但剛強易摧折，柔弱易長存，焦躁會使人不穩定。所以，請你試著讓自己靜下來，多一些彈性，不要被原則框住，才不會因為責任心而一直活在焦慮中。」我注意到安妮第一次專注、認真地傾聽每一句話。

「每天早晚都可以把按摩油塗抹在心輪以及不舒服的關節部位。大西洋雪松會一直陪伴著你、給你支持的力量。有空多深呼吸，想像自己如同參天大樹般的沉穩與清新。如果你能這樣實行一段時

間，我相信你會明白自己為什麼在十年間，遇到相同的課題，卻一直不曾消解還積累成疾。」

就這樣，破釜沉舟的安妮認真療癒自己，我們一起持續努力了大約兩年，她開始能釋懷且接受這個將相伴一生的疾病。

某天，安妮在療程中對我說：「老師！我突然明白自己為什麼會生病了。我是個不接受生活中有過失與風險的人。所有一切就得按我的標準來，還不容許有任何的偏差與改動。這麼做的確減少了風險，我的固執、不願變通卻引起老闆不滿，同事、下屬也覺得我刻意刁難。這兩年來慢慢修正自己後，老闆、同仁們都敢主動與我溝通了。嚴格標準下保留彈性與協調的空間，原來可以讓工作更順暢，除了不需要事事扛在肩上，糾紛、爭端也少很多。

我最大的體悟是，心態改變，身體狀態也跟著變。平常身心沒有什麼不適感，一旦執念習慣開始，身體就會在早上起床就開始痛不欲生的連環爆。僵直性脊椎炎現在竟成了我的執念指標，清楚地告訴我：『你看！妳老毛病又犯了！或是，你現在做得很好！』這樣說起來，我算不算是因禍得福呢？」

人說生病是隱藏的祝福，真是一點也沒錯呀！

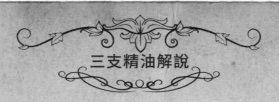

**大西洋雪松 Cedarwood**

**第一支**

展現出能力強、有責任感且務實、踏實的特質。然而這陣子可能因為壓力和責任過大，而感覺亂無頭緒，常會因為小事就亂了分寸、感到迷惘而困頓，或是因害怕犯錯而變得太過小心謹慎，甚至變得固執。觀察自己是否變得有點神經質，容易情緒敏感？是否有感覺到下肢腫脹或因為壓力而掉髮？

**第二支**

缺乏放手與承擔失去的勇氣，找不到定位與安全感。通常是因為害怕失去自我，內心的不安與恐懼需要透過行為來得到肯定或安慰，此時緊緊抓住一些東西或事物，有如攀附最後一根浮木一般，可以獲得安全感，但過度執著時又會讓自己顯得緊張又膽怯。適時放手，才有獨立的可能。

**第三支**

號稱生命之樹的大西洋雪松具有木質甜美的氣息，與沉穩踏實的力量，能夠幫助你找到支持自己的能量與勇氣。此時的你只要學習找到屬於自己的定位，就能開始感受安心與安全感，焦躁焦慮的情緒也會慢慢舒緩、沉穩下來，讓你在面對挑戰或過度的責任壓力時，能集中且平穩思緒，具備審度大勢綜觀全局的氣度。冷靜綜觀全局，懂得放下，才能毫無顧忌的往前走。

# 德國洋甘菊
# German Chamomile

德國洋甘菊爲一年生草本植物，原產於歐洲，渾身散發著淡淡的蘋果香氣。來自古希臘語的英文名 Chamomile，意思就是大地的蘋果。洋甘菊具有溫柔的療癒特質，在它四周生長的植物也不易有蟲害，能健康成長，因此有「植物醫生」的美稱。

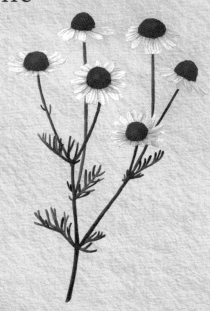

 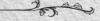

**拉丁學名**：*Matricaria recutita*

**重要產地**：埃及、德國

**萃取部位**：花朵

**化學屬性**：倍半萜烯

**主要成分**：雙氫母菊天然藍烴、α- 沒藥醇

**植物科別**：菊科母菊屬

**氣味特質**：藥草氣味，後味具有淡淡蘋果香氣。

**主要功能**：舒緩皮膚紅腫、腸胃不適，安撫情緒，使心情平靜、緩和。

　　洋甘菊是世界上歷史最悠久，使用最廣，記錄最完整的藥用植物之一。古埃及、希臘、羅馬人都懂得飲用洋甘菊茶來放鬆心情、幫助睡眠、製成藥膏來保護皮膚。

　　在羅馬神話傳說，月亮女神黛安娜愛上了凡間美少年恩德里奧。滿腹柔情的黛安娜深知人神相戀不會有好結果，也因為人類壽命有限，勢必無法長相廝守，便在夜晚時讓滿山遍野開滿洋甘菊，讓她深愛的牧羊人在溫柔恬靜地香味裡安然入睡，與她在夢中相識相戀，因此洋甘菊又被譽為「月亮之花」的美名，也可看出洋甘菊安撫鎮定的效用。

　　時至今日，德國洋甘菊成為最熱門的花草茶，歐洲庭院設計師也常將之種植在步道的兩旁。

## 德國洋甘菊和羅馬洋甘菊該怎麼分辨？

德國洋甘菊（*Matricaria recutita*）
菊科母菊屬，一年生，直立式生長，花蕊像一顆突出的黃色小球。德國洋甘菊精油因為成分含有「母菊天藍烴」而呈現深藍色，聞起來帶有濃厚的草味。

羅馬洋甘菊（*Anthemis nobilis*）
菊科黃春菊屬，多年生，匍匐生長，花心較為平展。羅馬洋甘菊精油是呈現淡黃色，聞起來有蘋果酸甜的味道。

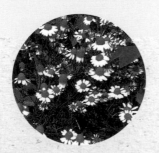

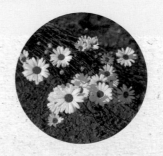

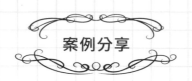

## 案例分享

　　明芝是一位資深的護理師，個性體貼溫柔，觀察力敏銳又細心，不論同事或是患者都很喜歡她。因為皮膚過敏的老毛病又犯了，還起了嚴重的紅疹，類固醇藥膏也無法確實緩解，苦惱的明芝於是問我芳療是否有改善的方法。

　　我觀察她的濕疹散布在臉上、喉嚨、還有手上，就調了複方油讓她擦拭。使用一段時間後，明芝曾一度表示改善很多，不過後來濕疹突然又如雨後春筍般冒個沒完，讓她滿臉鬱鬱，無精打采。我忍不住問她最近是否遇上了什麼事，她先是無力地笑笑，過了半晌才承認有一位男性向她表白，因為內心的矛盾糾結，至今仍不知該怎麼處理、回應，身心狀況的確不太好。

　　明芝與初戀男友原本感情濃厚，因三觀不合而漸行漸遠，關係最終在男方毅然決然出國工作後畫下休止符。明芝因此痛苦了許久。

　　雖然深受對方的個性所吸引，她卻沒有勇氣再投入新的感情，好不容易適應單身生活，她很害怕如果萬一最後還是沒辦法在一起，還要再一次承受痛苦的空虛感。矛盾的心情讓她睡不好、全身酸痛，還經常胃痛、拉肚子。

　　「我覺得，我們應該先照顧你長期受苦的身心，等身體舒坦了，心裡自然會朗朗分明的。」

我建議明芝嘗試抓周，她抽到的是**薰衣草 – 德國洋甘菊 – 玫瑰天竺葵**。

我笑著分析：「**薰衣草**就如你這位南丁格爾般溫暖、親切，具有滿滿的愛，讓人如沐春風。**德國洋甘菊**向來有植物醫生的稱呼，是個善良、溫柔又敏感的香草，也如你，是個會照顧人、具有療癒力的美女，總把溫暖給別人，卻忘記照顧自己。**玫瑰天竺葵**則是讓你學習打開幽閉的心房，釋放積存的壓力、情緒，看清內心現況，找到自我。」

我以此調配按摩油，囑咐她每天早晚嗅聞、塗抹在心輪以及腹部，協助調理身心，撫慰傷痕。當受傷修復以後，內心自然就會清楚該怎麼選擇了。

三個月後，明芝在療程中告訴我，她的腸胃毛病、濕疹和睡眠品質都改善許多。

「哦？那快說，是不是有什麼好事發生？」

「學姐還記得我提過，有一位心儀的男士對我表白，當時的我既歡喜又害怕，什麼都沒說，其實我是說不出口。但後來不知道為什麼，面對他時突然能坦然地說出心裡的害怕。他也回應能夠理解我的顧慮，但人與人之間若沒有相處，就無法知道是否合適相伴一生，如果彼此都是真誠的，就算最後真的發現不合適，至少沒有錯過的遺憾，因此

希望我們都鼓起勇氣給彼此一個機會。」

安心又感動的明芝坦誠表達了對他的欣賞，也請對方給自己一點時間適應。她開始接受男方的邀約，一起吃飯、看電影、聊天、散步。就這樣一天天，兩人對彼此都越來越熟悉。

「不知是不是洋甘菊帶來修護、撫慰的力量，讓我走出了傷痛，讓我看見自己從小到大，原來一直都不願任何事情有所改變，總需要花費很長的時間去適應新事物。原來無法痊癒的分手症候群，是慣性不斷加固的。於是我突然生出一念：看見事實的我，現在的我，可不可以提起勇氣，接受生命給我的改變呢？不管這個改變會帶來什麼。這個想法隨著時間而越來越明確，我甚至開始體會，讓自己一直舉棋不定，才是最大的自我折磨。我為什麼不給自己一個改變人生的機會呢？

我的心境於是不一樣了。那個抗拒改變，會很痛苦、很被動地去適應新事物的我蛻變了！我已經能夠轉換心境，甚至用喜悅的心情面對新的可能性了。真的很感謝學姊介紹洋甘菊療癒我，讓我不再只回望陰影，而能看見生命的美好！」

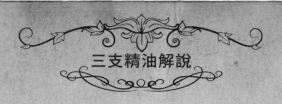

## 三支精油解說

**第一支**

這段時間你有著內斂卻情感豐沛的特質，但由於常感性過了頭，又容易陷入舊有習慣的模式，所以面對新生活或新事物，內心總是感到遲疑，反而衍生過多的擔心與反覆的矛盾。請觀察自己是否因為神經緊張而引起疼痛？是否有腹部絞痛、消化不良及腸道問題？

**第二支**

缺乏冒險精神，執著於過去舊有習慣，因而被自己的框框限制住，不敢再嘗試、也不願意去接觸新的事物，只想選擇會做的，重複、反覆去做。雖然這是人為求安全的本能，乃人之常情，但是長期下來易落入窠臼。培養探險的精神和能力需要勇氣打破規則，並讓自己有良好的體驗。體驗到新的經驗與感受，這個過程則需要勇氣放手並不斷鼓勵自我。

**第三支**

德國洋甘菊花形嬌小，嬌柔安靜，卻有著光輝四射的陽光魅力，看似不起眼，搖曳的姿態中卻散發著青春活力與強韌的生命力，宛如逆境中的能量。這個大地的蘋果會陪伴你療癒自己，學習對過去不再眷戀，讓心靈自由。你會發現，你曾經以為無法放手的事物，卻只是生命中的一塊跳板，只要放下就能往前走。

# 穗甘松
## Spikenard

植株約 60 公分高，乍看像雜草。原生於喜馬拉雅山的高海拔地區，當地人視之為神聖藥草，在印度的阿育吠陀療法中，被視為具最有歷史價值的藥用植物。全株具有強烈的氣味，精油萃取自根部，具有濃厚的土壤氣息中帶點發酵的酸味。

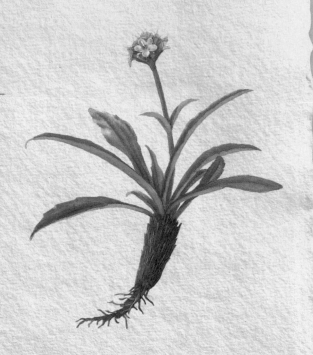

**拉丁學名**：*Nardostachys jatamansi*

**重要產地**：北印度山區尼泊爾

**萃取部位**：根部（蒸餾）

**化學屬性**：倍半萜烯

**主要成分**：古雲烯、廣藿香烯、甘松醇、纈草酮

**植物科別**：敗醬科甘松屬

**氣味特質**：濃郁而深沉的泥炭土地味

**主要功能**：鎮靜中樞神經，放鬆與助眠，婦科問題保養，激勵卵巢功能，安撫心臟心律不整，改善皮膚、皮膚感染和皮疹等問題。

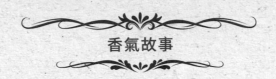

在聖經的《路加福音》裡有一個很美的故事。

一個被所有人認定罪惡的痛苦女人瑪莉亞，聽聞神之子耶穌正在城裡西門家用餐，連忙帶著極為珍貴的哪噠香膏前往。那是一種用穗甘松製作的珍貴香膏，花費瑪莉亞整整一年的工資。

她悄悄地蜷縮在耶穌腳邊，忍不住流下的淚水浸濕了耶穌的腳，於是用自己的頭髮為耶穌抹淨，在親吻耶穌的腳後，拿出了香膏細心地塗抹。穗甘松的香氣縈繞了整個房間。

犯罪的人獻上了所有，悔恨的眼淚流個不停，心中的懊悔，神都知道。耶穌於是對瑪莉亞說：「你的信救了你；平平安安地回去吧！」當穗甘松的香氣縈繞整個房間的時候，愛與寬恕的力量便澆灌在那位婦人的心中，神看待她如此珍貴而美好，瑪莉亞也就有了新的力量來原諒自己，讓那些悔恨與羞愧的傷口都長出新肉，蛻變成新生的力量。

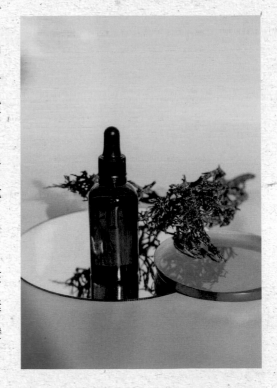

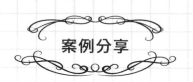

案例分享

　　啟明、秀秀這對賢伉儷是我多年好友，弟弟啟越也與我相熟。某日，突然接聞啟越離世的噩耗。端午節前夕接到啟越離世的噩耗，當下真讓我難以消受！

　　啟明、啟越兄弟倆一向親厚，會鬥嘴、打鬧，從沒有隔夜的仇。弟弟是家裡的開心果，但自從兩年前與女友分手後，就變得暴躁、易怒，常惹父母傷心。啟明看不慣弟弟如此一蹶不振，經常與他唇槍舌戰。發生意外的那日，爭吵從不認輸的啟越狂笑後撂下一句：「對！你說的都對！一切都是我的錯！」語畢就轉身離去。

　　啟明當下一愣，冷靜下來後，想著隔天再好好聊開。誰料夜半時分，啟越竟一躍而下，再沒回來。

　　此事不僅重創了啟明的父母，也擊潰了啟明。成熟穩重的啟明哭得像是個無助的孩子，再也無法挽回的懊悔、痛苦與罪疚，使他心痛、胸悶、失眠，還喘不上氣。

　　「當初要是不跟他爭吵就好了！」「他要是活過來，我一定不會再說他半句。」「我為什麼沒有盯住他……」憔悴黯然的啟明不斷喃喃自語。

　　喪禮結束幾週後，啟明還是無法原諒自己，他的懊悔、痛苦與愧疚幾乎達到無法承受的臨界點。夜不成眠的啟明，狀態差極了！我除

了幫他做療程外，還問他願不願意抓周，找出一支能協助他的精油。當時他抽到了**穗甘松**。

我囑咐他將調好的**穗甘松**按摩油塗在心輪：「我知道你很痛苦、很難受，什麼安慰的話，都彌補不了你心中的傷痛跟自責，但是我很清楚，你絕對是一個好兒子、好哥哥，也是大家所倚賴、信任的好朋友！這點是無庸置疑的！這段時間，就讓精油陪伴你、給你支持力量。也請你和家人一起努力，互相支持。最重要的，請你記得：每天四次——把這瓶按摩油拿出來塗抹在心輪，這是一個星期的油量，用完後，我們再看狀況做調整。請你好好使用這瓶油。它可以幫助你，讓你先好好睡上一覺。」

一個禮拜後，我將再次調好按摩油親自送去時，啟明雖然仍是形神俱哀，但表示內心稍微平靜一點，也多少能睡一點了，只不過胸口還是很悶，沒有食慾，還是欲哭無淚。

「你需要一點時間，你的身心都需要釋放、轉化。所有的壓力、情緒與自責，慢慢地會一點點消融。不急，一切會越來越好的。」

隔週我再度送油過去時，啟明看起來平穩了許多。「你每次送來的按摩油雖然不太一樣，但似乎都有同一種氣息，那氣味好深沉，就像泥土和大地一樣，聞起來讓我感覺特別安心，我很喜歡。」

「那是穗甘松的味道。它是長在喜瑪拉雅山的野生植物。在阿育吠陀的經典中，穗甘松具有療癒胸悶、心臟相關疾病的功效；在聖經裡，穗甘松還有一個很特殊的寓意，代表著寬恕與原諒。這一切都是意外，沒有任何人希望發生這樣的事情。你可以查『哪噠香膏』這四個字就可以看到這段記載在聖經上的故事。現在的你需要一個支持的力量，讓內疚、痛苦能慢慢地昇華轉化，只要你願意，穗甘松會陪伴你，慢慢感受到由心生出的光明與美好。只要你願意，精油會陪伴你成長。」

　　後來秀秀來電告知，啟明看了哪噠香膏與瑪莉亞的故事後，好幾個夜晚都把自己關在房間裡，掩頭痛哭。哭完後，整個人有一點不一樣。

　　就這樣，持續的支持與療癒進行了三年有餘。最初的一年，啟明常說：「我發現我有穗甘松成癮症，只要一想到這件事，想到弟弟，我就會拿出按摩油來塗抹、嗅聞，那使我感到安慰，我隨時隨地都想帶著它。」到了第二年，啟明逐漸不需要那麼依賴穗甘松按摩油了。第三年時他說：「現在我懂了，人與人之間針鋒相對不是好方法，站住了理，緩一緩，還能處理得更周全。」

　　喪失親人的痛苦，絕非短短時間就能平復，但能在一片頹圮裡，再次生出欣欣向陽的嫩芽，見到老友眼神又慢慢地恢復神采，實在讓人感到欣慰。願所有傷痛的人，都能找到新生的力量。

# 三支精油解說

**第一支**

這段時間展現出性情溫和的特質，其實內心卻被情緒所折磨，因不願意面對，不想被觸碰的心有許多懊惱、憤怒與悔恨。可以觀察自己是否變得冷漠而疏離，有無法控制的怒氣，像是刺蝟般難以接近？是否抑鬱糾結於心，有失眠、胸悶、頭痛、皮膚起疹等狀況？

**第二支**

缺乏原諒與寬恕自己的力量，一直被過去的傷痛與陰影所折磨，心中充滿千千結與罪惡感。於是你將自己困在那個內心最深處的陰暗面，無法好好面對一切，無止盡的壓力沮喪、不明焦慮的負面循環於是讓你喘不過氣。真正的寬恕，是放過自己。

**第三支**

神聖珍貴的穗甘松將會陪伴你學會對這憾釋懷，並放過自己，放下內心的傷痛。用愛與寬恕來面對自己，才能向內更深地認識並清除內心所累積的舊傷與懊悔。新生的力量將破繭而出，帶來不一樣契機與期盼，協助你化解過往的傷痛。請再一次相信自己，懂得自我原諒，便能生出更多新生的力量，也能擁有重新出發的力量。

# 廣藿香
# Patchouli

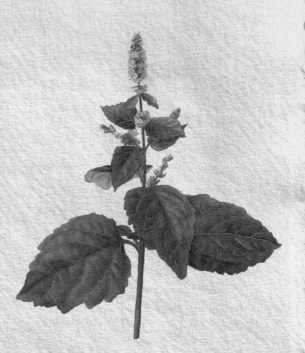

廣藿香英文名源自印度塔米爾語
的 patchai 與 ellai，意為綠葉。
富含東方風情的廣藿香精油，有
一個特性就是愈陳愈香 —— 存放
時間越長，質地會越黏稠，香氣
會更加穩重深沉，因此又有精油
中的「女兒紅」之稱。這種本事
讓廣霍香成為香水界歷久不衰的
東方韻味代表。

**拉丁學名**：*Pogostemon cablin*

**重要產地**：印度、印尼

**萃取部位**：莖，葉（蒸餾）

**化學屬性**：倍半萜醇

**主要成分**：廣霍香醇

**植物科別**：唇形科刺蕊草屬

**氣味特質**：潮濕的泥土，草本味，帶有舊舊的皮革味。

**主要功能**：幫助皮膚細胞再生，協助傷口結痂，減輕發炎狀況，
改善粗糙龜裂、瘡等皮膚問題。可促進血清素和多
巴胺的釋放，也可作為鎮靜劑具有鎮靜、緩解憤怒、
焦慮的功能。

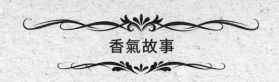

　　希臘神話中，阿芙蘿黛蒂是宙斯與大洋女神黛奧妮的女兒，誕生於海上時，連海底的珍珠貝都為之浮升開啟，春風在她面前駐留，細雨在她面前灑落，百花在她面前綻放芳華，大海也激起陣陣歡悅的浪花，諸神莫不迷醉在她純真的笑容之下。

　　母親黛奧妮用象徵豐饒的廣藿香香膏為阿芙蘿黛蒂沐浴，當阿芙蘿黛蒂被送到天帝宙斯的宮殿時，英姿煥發的女神雅典娜非常喜歡這位馨香可愛的小女孩，因此賜予她愛與美的力量，讓阿芙蘿黛蒂不僅擁有絕世之姿，還擁有優雅、仁慈的胸懷，成為希臘神祇中最被人讚頌的美麗女神。

　　有一天，阿芙蘿黛蒂乘著白色的浪花在金色陽光下開心地唱歌跳舞時，恰好遇見剛剛自遠方歸來的戰神阿瑞斯，阿瑞斯為她的美麗所傾倒，兩人陷入了熱戀，而廣藿香香膏正是他們的定情之物，銘記他們之間的美好回憶。

　　廣藿香最初的作用是薰香與防蟲，在東方自漢代起，在歷代醫藥典籍中便多有記載，被譽為是遠行人的平安藥。早年歐洲從印度進口絲綢織品時，常常聞到廣藿香的氣味，這股特殊的氣息讓歐洲人遙想起神祕的東方風情，因而成為異國情調的代表香氣，甚至還被冠上了「情聖」兩字，是香水工業很重要的定香香氣。

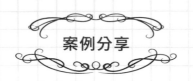

　　如同不見天日的水溝裡，隱隱發散的濕黴氣息，是我對廣藿香的初始印象。

　　這樣陳舊、令人抓狂的霉味，就如同連綿的雨季，一直是我調香調油敬而遠之的選項。卻沒想到，一路以來，竟然是這位貌似老朽、卻不媚俗逢迎的樸拙大師，穩穩地引領著我，走過風風雨雨的創業路。

　　還記得在 2016 年，正是我內心最徬徨、最沒有方向的時刻。那時的我，站在人生的岔路口上，只看得見水深草闊，卻望斷天涯路茫茫，不知該往成為頂尖自由講師前行不懈，還是該創立學堂，實現理想？究竟何者才是最適合我的道路呢？要如何貼合夢想藍圖？廣結善緣還是在地深耕呢？要如何選？我要怎麼做才會更好呢？

　　思考越深越是紛亂，建議聽得越多心卻越亂。這個問題擺在心頭至少四、五個月了，卻醞釀不出一個篤定的答案。持續而反覆的思索，已經開始讓我感到焦躁不安了，於是決定給自己來個香氣探索。當我睜眼，看到手掌心躺著廣藿香精油時，真不知要如何訴說當下的心情──不敢置信呀！難道這時候，我竟是需要低到塵埃裡去了嗎？深深吸了一口氣後，我果斷要自己臣服於天地的智慧。

　　打開廣藿香黏稠的瓶蓋，我讓自己嗅聞，做了三回的深呼吸。突然發現，飄忽、混亂、焦躁的身心，就在聞到一股清新熟悉的泥土味

後，穩穩地落在扎實的地面上。我甚至感覺到了自己的雙足，踩踏在久違的地面上，心頭有種安然篤定的感覺。所有的霧霾障蔽不見了！竟如窗前遠山綠樹層巒疊嶂的景緻突然清晰明白，不再感到焦慮了。

於是，我將之調成按摩油，不再排拒，時常嗅聞、塗抹，幫助自己一步步地整合身心。越聞越覺得廣藿香那股樸拙、猶如鄉間小路的泥味，是那麼令人安心。哎！是之前太過主觀，視野也太狹隘了！

當下的我，雖有熱情與夢想，卻看不清事情的全貌，還缺乏條理、客觀的角度來整理自己的思緒，廣藿香精油協助我沉澱，逐漸地，讓我像是定海神針一樣，沉著穩定地將一件件事情梳理、整合、做出最恰當的每一步。

我也意識到了，「成立學堂」雖然最讓我感到陌生又害怕，但的確是最想嘗試的方向。因為了解芳療的可發展面向，也期許自己能將所學實踐與眾人分享，造福更多有興趣的人，這一份初衷，就是我不滅的火花。

經過沉澱與反思後，我明白只要我確立好短程、中程、長程的目標，我確實可以做得到！這個認知鼓舞了我，讓我無比的感動。

曾那麼厭棄的廣藿香精油，就這麼陪伴著我，從一個生澀的新

手，一步步完成每一里路，日日歡喜、兢兢業業地耕耘。回想起來，所幸我沒有喪失勇氣，只徜徉在身為自由講師的舒適圈中，而是成立學堂，挑戰更多面向的可能性，激發自己更多的潛能。眼見學堂從一顆青澀的幼苗，逐漸地成長茁壯，更讓我由衷的對於一直陪伴在身旁的廣藿香，升起無盡的感謝。

## 廣藿香與到手香有什麼不同？

**廣藿香（*Pogostemon cablin*）**
唇形科刺蕊屬，靠近嗅聞有微微的土味。葉片邊緣的鋸齒狀明顯。一直是香水界的當紅炸子雞，整株都可萃取。

**到手香（*Coleus amboinicus*）**
唇形科鞘蕊屬，葉片較厚實邊緣是波浪狀，靠近時能聞到微微的香氣，接觸或是搓揉後都會留香在手上，是有藥用價值的香草，只能萃取葉片部位。

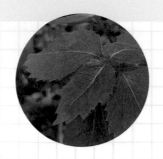
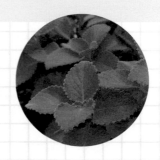

## 三支精油解說

**第一支**

這段時間雖然別人感受到你看待事情的態度很沉穩、處事很理性、性情很內斂，但其實你的內心思緒繁雜紛亂，忙忙碌碌又無所得，因而感到浮躁且空虛。可以檢視一下自己是不是常常覺得腦袋和身體都覺得昏昏沉沉？是否勞心勞力卻沒有成效？是否感覺有點慢性疲勞的徵兆，或是有內分泌快失衡的感覺？皮膚變得很暗沉？

**第二支**

缺乏有條有理和客觀的角度來整理自己的思緒。你現在應該有很多的事情同時在處理，正處在焦頭爛額的狀態，卻很容易感情用事，以先入為主的想法看事情，而讓自己顯得不夠客觀。如果這時又固執己見，無視於他人的想法與意見，就會導致無法看清事情的全貌，也無法有條理去處理事情，甚至會因此自以為是妄下結論，而衍生後續的問題。

**第三支**

帶有泥土大地氣息的廣藿香精油，給予你重心往下定錨的安定感，也能協助你開始學習「統整與整合」，屏除墨守成規、畫地自限的舊習，試著採納不同的意見與做法。目前已經默默踏出了新步伐的你。透過前兩支精油的指引，在更了解你目前的身心狀況與遭遇的困境之後，只要信任自己最初的選擇，腳踏實地，按部就班，專注地整合所有的想法與事物，會讓你發揮出兩倍以上的效果，力量就會由此復甦。

# 岩蘭草
## vitiver

岩蘭草又稱培地茅、香根草，
根部細長，帶有濃郁、穩定
扎實的泥土香味，讓人感覺
安心。細長的葉片乍看像台
灣芒草，根系發達茂密深長，
像極了複雜的神經系統。岩
蘭草精油對於神經系統的安
定鎮靜非常有效，提供着大
地屬性的放鬆、穩定、温暖
的能量。

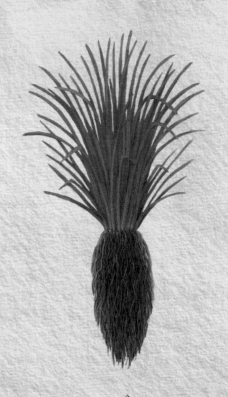

**拉丁學名**：*Vetiveria zizanoides*

**重要產地**：印尼拉丁美洲

**萃取部位**：根部（蒸餾）

**化學屬性**：倍半萜醇

**主要成分**：岩蘭草醇，岩蘭草烯，岩蘭草酮

**植物科別**：禾本科岩蘭草屬

**氣味特質**：深沉煙燻的泥土加上木質調的味道。

**主要功能**：能滋養神經系統，鎮靜助眠，也用於止癢抗敏，治療
　　　　　　失衡、肌肉酸痛、發燒、關節炎疼痛和頭痛等症狀，
　　　　　　可平衡荷爾蒙並強化女性生殖系統，緩解月經不適，
　　　　　　如疲勞、腹脹、皮膚問題、情緒變化、乳房脹痛和
　　　　　　抽筋。

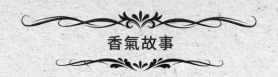

在印度阿育吠陀醫藥體系，岩蘭草的使用紀錄已有數千年之久。幾千年前，印度人就懂得用岩蘭草來薰香，當時已有「招財祈福鎮定」的美稱。在印度傳統的阿育吠陀療法中，會將岩蘭草根磨碎做成身體敷膏，用來處理發燒或緩解風濕痛。印度的回教徒則會將草根曬乾後磨成粉狀，放在香包內用來防蟲。

炎熱的夏季，曬乾的草或葉會有木質清香，噴上水後，當微風徐徐吹來，屋內空氣更加清新。在阿育吠陀的商店裡也可以購買到用岩蘭草的根所製成的絲瓜狀海綿，能去除死皮角質，促進身體循環，有著令人舒心的木本香味。

在東南亞，當地人則會將岩蘭草曬乾後織成窗簾，草葉拿來蓋屋頂、草根用來編席子、籃子和遮雨蓬。

岩蘭草可以往地下延長 2 到 4 公尺，連根拔起時，細看綿密有如蜘蛛網，細聞有著淡淡人蔘及煙燻的味道，非常好聞。其生命力也很強，只要再種回土裡，一樣可以活得很好，是東南亞很重要水土保持的植物，也恰恰呼應著遇到困難時也會想方設法站穩腳步、適應環境變化的性格。

岩蘭草根需要 16 至 18 個月才能成熟，採收時不只要將植物從土中拔起，根上的土壤也需要徹底清除，然後清洗、乾燥後再蒸餾，才能取得具有黏性的琥珀色精油。

岩蘭草精油對於神經系統的安定鎮靜非常有效，提供着大地屬性的放鬆、穩定、溫暖的能量。這般穩定土地的能量也有助於提升個人正能量，開啟聚財的磁場。此外岩蘭草精油取自根部，從土，土生金，因此，世人認為是具有招財開運的吉祥植物，在許多香水配方裡也扮演著舉足輕重的地位，常常可以在底調尋得其蹤跡，尤其是男性香水。

## 岩蘭草和香茅草有什麼不同呢？

岩蘭草
（*Vetiveria zizanoides*）

禾本科岩蘭屬，又名香根草，生長高度可達 150 公分，根部幾乎是植物高度的兩倍，能萃取精油，也是很重要的水土保持植物。

香茅草
（*Cymbopogon winterianus*）

禾本科香茅屬，又稱香麻草。葉子外觀細長類似芒草，莖葉可萃精油，曾是台灣很重要的經濟作物，廣泛運用於全世界的肥皂、蠟燭、熏香、香料、化妝品和調味品行業。

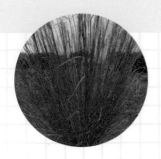
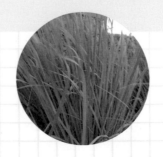

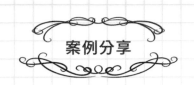

多年前草創香砌學堂，在最初半年時間裡，光是為了落實整體規畫，就讓我嚐盡原地打轉的痛苦。即便構思與創想源源不絕，卻見樹未見林！

要怎麼做才能穩健地往正確方向邁進，還能產生很好的連動作用呢？我為此失眠了數日，完全無法靜下心。

深深地吸了一口氣後，決定給瀕臨焦躁的自己來個隨機的抓周。沒想到，不帶預設地從 30 支精油中隨意抓取，手心上躺著的竟然是岩蘭草。煙燻味中帶著濃濃泥土氣息的岩蘭草，那厚重感，從來都不是我喜聞樂見的氣味，更不用說此時此刻心煩意亂的我了！

頂著內心巨大的抗拒，我勉強自己試著接受。打開了連蓋子都因黏滯很難轉動的精油瓶，才嗅聞一下子，欸？竟然覺得那股煙燻的泥土味，不那麼難聞了，第一次覺得是如此讓人放鬆。

就這麼與岩蘭草相處了好幾天，某日就在嗅聞之間，眼皮竟沉重地有如千斤壓頂，非睡不可的濃濃睡意洶湧襲來。當下我便決定順應身體的感受，讓自己好好休息一下。猶記得，大約半小時後睜開眼睛的我，居然是精神飽滿、容光煥發！

我覺察到，自己像是更新、重灌的電腦，還外加了最新的程式，不僅蓄勢待發、思緒清澈、情緒穩定，內心甚至如同被高人指點，有

了柳暗花明又一村般的頓悟！

當方向與方法變得清晰可期後，所有事情的優先順序，該如何處理、如何連結，都不再糾結不清。原本感覺腸思枯竭、江郎才盡我瞬間進化升級，不僅變得文思泉湧還妙筆生花，在電腦前認真的記錄所有計畫，沒停歇過，洋洋灑灑一路寫完！這種暢快淋漓的感受與之前的鬼打牆的經驗，實在相差太大了！

由於這次特殊的經驗，完全刷新了我對岩蘭草的草根印象，自此以後，它成為我的智囊團的座上賓。只要發現自己又「迷路」，天馬行空找不著方向與方法的時候，岩蘭草精油就是我讓自己快速沉澱、穩健著陸的良師益友。

實際上，岩蘭草如同精油界的紅印普洱，氣味與能量會隨時間的陳化而變得越加圓潤、醇厚。那股曾讓我退避三舍的煙燻泥味，已在記憶中沉澱累積為穩定、扎實的美好印象，具有定錨的力量。現在的我，不只常常接觸，還喜歡收藏來自不同產區的岩蘭草精油，細品它們的獨特之處。

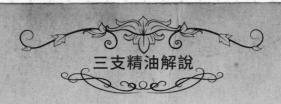

## 三支精油解說

**第一支**

這段時間你給人個性較為直率、想法很實際務實的感覺。可以觀察自己在近期是否想得很多、做得太少，思緒細瑣紛亂、甚至有些天馬行空？經常在跳躍性的思考裡而無法落地，會讓自己累積太多的情緒，內在的緊張壓力變大，因而失去安全感，導致睡不好覺甚至夜不成眠，甚至有些人會罹患自律神經失調。

**第二支**

無法腳踏實地地做好每件事。發現再怎麼用功、再怎麼用力也達不到心中的理想，因而內心十分焦慮。情緒上太過焦躁，理性上過度思慮，這般求好心切、急于求成反而讓自己亂了陣腳，喪失清晰的邏輯及組織能力，也丟失了做事的節奏與方向。抽到這支精油正是提醒你，當你將每件事的細節一步步做到位，自然會趨近想要的目標，也會體驗到，最佳的狀態是透過細節不斷調整與行動執行出來的，而不是想像出來的。

**第三支**

當訊息紛雜，找不到確切的方向時，岩蘭草精油帶著煙燻味的泥土香氣能夠讓你靜下心來，猶如雙腳踩地接收大地能量的滋養一般，開始學習沉澱、向下紮根。試著腳踏實地，停、看、聽。當你心無旁騖，不再雜念紛飛的時候，仔細觀察，事情就會清清楚楚呈現面前，你也會一步一腳印，慢慢地完成原本的目標。

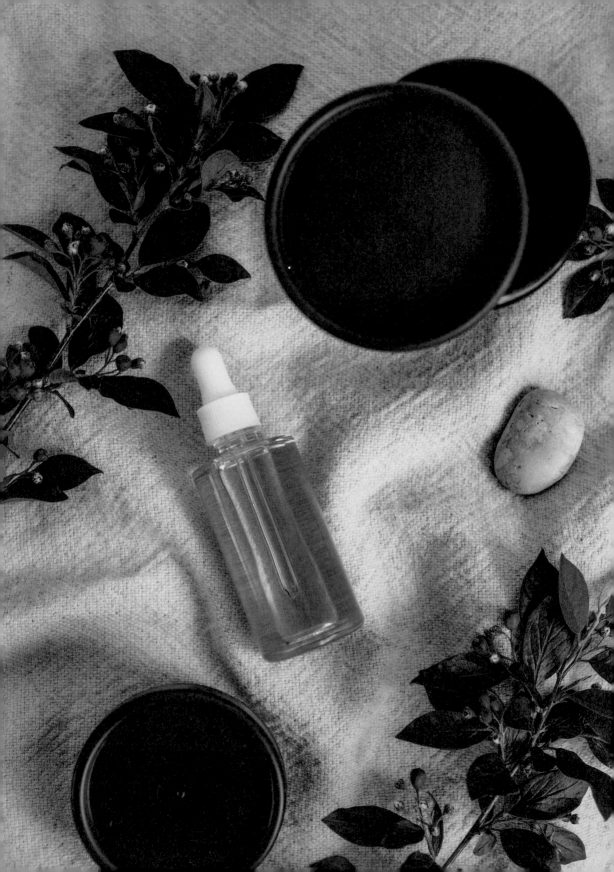

# 打開心門的力量——香氣抓周
## 30 支精油的療癒旅程

作　　者：孫宜嫻
特約編輯：羅心怡
美術設計：陳昭淵
插　　畫：王瑛
撰稿協力：徐霈淳
攝　　影：Qoopio 大研創意
照片提供：孫宜嫻
經　　銷：白象文化
印　　刷：黎明有限公司

出　　版：愛文社
發 行 人：黃柏軒
地　　址：106 台北市大安區溫州街 16 巷 14 之 2 號四樓
電　　話：0922983792

I S B N ：978-626-95744-4-5
定　　價：550
版　　次：初版一刷
出版時間：2024 年 1 月

**國家圖書館出版品預行編目 (CIP) 資料**

打開心門的力量 : 香氣抓周 : 30 支精油的療癒旅程 / 孫宜嫻著 .
-- 初版 . -- 臺北市 : 愛文社 , 2024.1 ｜ 224 面 ; 17×23 公分 ｜
ISBN 978-626-95744-4-5( 平裝 )

1.CST: 香精油 2.CST: 芳香療法

418.995　　　112014063